基礎看護学

基礎看護学（'24）

©2024　戸ヶ里泰典

装丁デザイン：牧野剛士
本文デザイン：畑中　猛

i-17

まえがき

　放送大学授業「基礎看護学」は看護師養成所 2 年課程（通信制）の開始とともに 2004 年に開設され，同時に印刷教材が刊行されました。放送大学における看護系の授業は，「2 年課程（通信制）」学生の看護師国家試験受験資格取得に資する科目とし，また，教養学部単科の公開大学である放送大学における講義としてふさわしい学問的内容を兼ね備えた授業をめざして制作されており，この「基礎看護学」も同様の位置づけになっております。開講当時の制作状況を知る先生方は少なくなってきていますが，看護師不足と看護師の技術の向上を期待する社会的な要請にこたえるべく，担当講師間で繰り返しの議論が行われ，当時の地上波 TV 放送を通じて実施するにふさわしい構成になったと編者は聞いています。具体的には，総論を中心とし，各論としては，食事支援や排泄支援のほか，褥瘡管理，医療情報など，重要事項をピックアップしました。こうした方針は本書でも引き継ぐ形となっています。

　しかし，開講後 20 年が経過し，医療・看護をめぐる状況は大きく変わりました。大きな変化を一言で表すなら，看護師の役割の拡大ということになるでしょうか。医療制度の再編や地域包括ケアシステム構成を通じて医療機関の役割が細分化していき，それに即した形で看護師に求められる役割もさまざまになっていきました。4 年制の看護系大学（学科）数は引き続き増加し 2004 年度の 119 校が 2022 年度には 303 校に増え，学問・科学として看護学が定着化してきました。大学院教育水準での看護師特定行為研修制度も開始されました。その一方で，看護学の対象である患者・クライエント側の立場も大きく変わり，患者の医療参加が進み，患者中心の医療が進展してきました。こうしたさまざまな変化

にともない，看護基礎教育に求められる内容や知識水準も大きく変わりました。

　基礎看護学領域では，近年では特に，フィジカルアセスメント，コミュニケーション，情報管理，多職種連携，チーム医療といった内容が，教授項目として強化されてきました。編者は，現場での即戦力としての看護師養成というよりも，理論・知識に根差した根拠に基づく実践（evidence-based practice）を遂行でき，長期的視野をもって看護学実践を展開できる人材が求められているように認識しています。これは「2年課程（通信制）」を経て看護師となる方も同様と思います。本書ではこうした項目にできる限りのページを割き，最先端の研究・実践に取り組む先生方にご執筆を頂くことができました。その結果多彩なトピックを扱うとともに，きわめて充実した内容の教材となりました。

　なお，本書は初めに述べたように，教養学部生活と福祉コースにおける専門科目の印刷教材としての位置づけでもあり，教養としての看護学も志向しています。本書を手に取る方のなかには看護師や看護業務についてはあまりよくご存じない方も少なくないでしょう。しかし今後ご家族やご自身が医療機関にかかる機会や，実際に周囲の方の看病や介護をする機会があるかもしれません。本書の内容は，そうした際に患者・クライアントあるいはその家族である皆さんに対して，影になり日向になりかかわってくる看護師という職業の人たちが，どのようなことを考え，どのような意図で支援・業務を行っているのかについて，学問的な観点から垣間見ることができる授業にもなっています。本書の知識を通じて，医療サービスへの見方・考え方が変わり賢いユーザーとなることが実現するとともに，首尾よく療養生活に適応し，よりよい生活の質につながっていくものと確信しています。

　2年課程（通信制）で学習を進める方も，看護師として学問を深めていきたい方も，それ以外の看護・医療を受ける側の方も，本書を通じて医療・看護の知識を得，ご自身の糧とされていくことを心より願ってやみません。

2024年3月
編者記す

目 次

1 | 健康・医療と看護

戸ヶ里泰典

《**目標＆ポイント**》 看護学は，健康で幸福に暮らすという人間の普遍的なニーズに応える総合的科学である。まず健康，幸福（ウェルビーイング）とは何かについてふまえ，学問全体および保健医療システム全体における看護学の位置づけを明確にしつつ，本授業全体の内容を俯瞰する。
《**キーワード**》 健康，幸福（ウェルビーイング），医療，地域包括ケア，保健医療システム，医療専門職

1. 病気・健康・ウェルビーイング

(1) 医療とは

　看護行為は医療提供のなかで実施される。ただし，医療とは何かという定義は実は現代でもあいまいで法令上でも明確な規定がない。医療法第1条では，生命の尊重と個人の尊厳を旨としていわゆる医療従事者との信頼関係と対象の心身の状況に基づいて行われること，とされ，「治療のみならず，疾病の予防のための措置及びリハビリテーションを含む良質かつ適切なもの」とされている。

　その一方で，「医療とは，医師およびその他の医療従事者が医師の指示に基づいて行う，患者の疾病・外傷の診断・治療の目的で行われる医行為を総称していう」[1]という定義もある。この定義の場合は医行為と一致するという考え方である。ただし，医行為とは，法令解釈上「医療及び保健指導に属する行為のうち，医師が行うのでなければ保健衛生上危害を生ずるおそれのある行為」[2]とされている。医療とは何かについ

2

て明確にしようとすると，医療のなかには医行為があるが，医行為の総称が医療であるとするならば，循環論法に陥ってしまう。このため広義と狭義と分けて医療を理解する必要がある．整理すると，Box 1-1 のようになるだろう。

Box 1-1　医療とは
広義：生命の尊重と個人の尊厳を旨としていわゆる医療従事者との信頼関係と対象の心身の状況に基づいて行われることで，治療のみならず，疾病の予防のための措置およびリハビリテーションを含む良質かつ適切なもの
狭義：医師およびその他の医療従事者が医師の指示に基づいて行う，患者の疾病・外傷の診断・治療の目的で行われる医行為の総称

　日本語の「医療」を英語に訳すと主に 3 つの意味が出てくる。"healthcare"，"medical care"，"medical treatment"で，healthcare は補完代替医療も含む広義の医療，medical care が狭義の医療に相当するといえるだろう。なお，medical treatment は治療や診療という訳に近いと考えるとよいだろう。保健師助産師看護師法第 5 条では，「傷病者若しくはじよく婦に対する療養上の世話又は診療の補助を行うことを業とする者をいう」という規定がある（なお，看護行為と法については，放送大学教材『看護学概説』を参照されたい）。

　そこでこれらをふまえると，総じて看護師を含む医療従事者は，人間の疾病・病気といった状態に向き合い治癒や適応を支援し，さらに健康に向き合って，その回復や維持増進を支援することが役割であることがわかる。そこで，まず疾病とは何かについて整理したのちに，健康について整理していこう。

(2) 疾病・病い・病気

　一般には病気と呼ばれている現象・症状は，それをみる立場によって

表 1-1 疾病・病い・シックネス

	疾病 (disease)	病い (illness)	シックネス (sickness)
前提となるもの	生物・医学的, 客観的	生活的,主観的	社会的
意味	生体における生物学的な構造や機能の病的変化	経験 病者や家族などが症状や能力の低下をどのように認識していて,どのようにそれとともに生活し,反応するのか	病気がもつ社会的な側面
よく用いる人・場面	医師や医療従事者	患者,市民	地域や国といった人口集団

出典：Krainman A 『The illness narratives：Suffering, healing & the human condition』 Basic Books, 1988 年（江口重幸，五木田紳，上野豪志訳：病いの語り 慢性の病いをめぐる臨床人類学, 誠信書房，2006 年)[3] をもとに著者作成

　微妙に意味が異なる。医師で医療人類学者でもあるアーサー・クラインマン（Kleinman A.）はこのような立場によって異なる意味を，英語の"disease（ディジーズ）"，"illness（イルネス）"，"sickness（シックネス）"の定義と併せてうまく整理しているのでここで紹介しよう（**表 1-1**）。日本語では，それぞれ疾病，病い[i]，シックネスに相当する。

　疾病とは，治療する人，特に医師からみた視点である。つまり，疾患は生物学的な構造や機能の病的変化を意味する。たとえば，心筋梗塞という疾病は，冠動脈と呼ばれる心臓の筋肉の栄養血管の一部で血液の流れが止まって，その先は流れなくなってしまうという状態を意味する。さらに，こうした疾病がもつ病態に対しての治療法は確立していることが多い。たとえば，心筋梗塞が発生した場合，早い段階ならば，脚の付け根の動脈から細い管を心臓の冠動脈の病変部まで血管内を通して管の

---

[i] 通例では「病」を訓読みする場合は一文字で「やまい」と読むが，illness の訳の場合，医療人類学や医療社会学分野では「びょう」と音読みされることを避けて「病い」と「い」を送り仮名につけて表現する。心臓病や皮膚病など，日本語で病（びょう）と呼ばれるケースは"disease"を指すことが多いことも理由である。

4

先についている小さな風船を膨らませて開通させ，ステントと呼ばれる短いチューブをはめ込む経皮的冠動脈形成術という治療が行われる。

このように，疾病を分類して名称（いわゆる病名）をつけてさまざまな生物学的変化を整理することを通じて，治療法もセットでとらえることができる。この名称の整理は，世界保健機関（WHO）によるものが標準的に用いられており，これを国際疾病分類[ii]と呼んでいる。

その一方で「病い」とは経験を表す。病者や家族などが症状や能力の低下をどのように認識していて，どのようにそれとともに生活し，反応するのかを意味する[3]。病いには症状から生じる意味や個人的あるいは社会的な意味も存在している。たとえば朝起きたら寒気がした，とか，階段を上ったら腰が痛くなったとか，こうした症状の認識もまた病いである。また，腰の痛みが10年来ずっと続いているが，先日温泉に入った時に少しよくなったような気がする，というような時間的経過も含まれる。

症状や能力低下によって生活のなかに作り出される根本的な困難のことを，病いの問題という[3]。たとえば，頭痛がして仕事や勉強に集中できない，とか，腰が痛くて階段を上るのも一苦労とか，耳が遠いので外出がとても大変とか，こういった苦労を家族や他人にわかってもらえなくてつらいとか，こういったものすべてを指す。病いは症状や思うことの経験を指すが，病いの問題に基づく一連の経験は「病いの経験」とも呼ぶ。特に長期にわたってその人の生活の大部分を病いの経験が占めることになる慢性の病いを患う人にとって，また，終末期医療や尊厳死を経験する人にとっては，疾病よりも病いの経験といった主観的な意味世

[ii] 正確には，International Statistical Classification of Diseases and Related Health Problems（疾病及び関連保健問題の国際統計分類）で，2022年に第11版が発効された。

界のほうが重要なものとなる[4]。

　上記とは別に「シック（sick）あるいはシックネス（sickness）」という言葉がある。シックあるいはシックネスは病気がもつ社会的な側面を重視したものである。たとえば，日本人男性のがん死亡率のうち部位別にみると肺がんがもっとも多い，とか，メタボリックシンドロームの増加に外食産業がどの程度かかわっているのか，といった話をする時には，シックネスとしての肺がんやメタボリックシンドロームを扱っていることになる。

　看護師は業務上，これら三者のどれかひとつに偏らずに，立場を柔軟に使い分けることが求められる。医師の診療の補助の場面では disease を意識する必要がある。患者の療養の世話や支援を行う場面では illness を意識する必要があるだろう。保健管理や病院管理の場面ではシックネスを意識することが求められるだろう。

(3) 疾病と障害― ICF：国際生活機能分類―

　かつては疾病などの結果としてさまざまな機能・能力などが十分に働かない状態を障害と称して，それを分類していた（国際障害分類）。しかし，2001 年になり，新たなモデルに基づく分類が提唱された（ICF：国際生活機能分類）。これは疾病の結果として障害をとらえるのではなく，「心身機能・構造」「活動」「参加」の状態で表し，さらに背景因子として環境要因も含めている。ネガティブではなくポジティブな部分も表現する点でこれまでの評価法とは異なっているとされる[5]。したがって，障害者–健常者を区別する形ではなく，生活者としての人間全体を対象とした分類枠組みになっている（**図 1-1**）。

　ICF の中心的な概念である「生活機能」は，「心身機能・身体構造」「活動」「参加」の 3 つから構成されている。「心身機能・身体構造」は

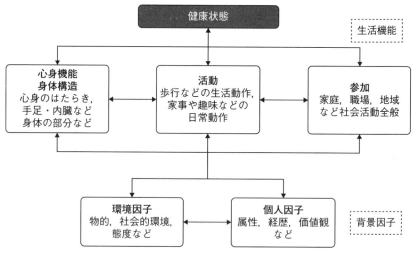

図 1-1 ICF 生活機能モデル

生命維持に直接的にかかわる機能や構造を指す。手足の動き，精神のはたらきといった心身機能，および肢体や内臓およびその一部などの身体構造の両方を含む。「活動」は，目的をもって実施する生活上の具体的な行動を指す。仕事や家事，趣味だけでなく，歩行や階段の昇降など日常生活動作まであらゆる活動を含み，能力と状況を分けてとらえる。「参加」は，職場や家庭や社会に関与し，役割を果たすことを指す。職場，地域，家庭，文化的，宗教的，など多岐にわたる。活動と参加の関係は近く，同じ枠組みで整理される場合もある。

　生活機能に影響する「背景因子」には2つの枠組みがあげられている。まず，「環境因子」は，その人を取り巻く物的，社会的な環境や態度を指す。次に「個人因子」はその人に固有の特徴を指す。年齢や性別，民族といった属性から価値観まで含む。

　このように ICF の枠組みはきわめて包括的でポジティブな側面を含

む見方となっている。従前の障害分類の際の疾病などの結果としての障害という枠組みで障害をとらえることは「医学モデル」と呼ばれていて，障害の原因を医学生物学的な要因に帰結させる前提がある。他方，社会環境の特徴によって障害がもたらされるという考え方は「社会モデル」と呼ばれている。社会モデルを考える例としては，ある高齢者が，段差がないスロープで斜面を上がれる構造の建物では障害の存在はないが，段差が大きな階段で斜面を上がらざるを得ない構造の場合は，障害・困難が生じるだろう。ICF は，医学モデルを否定することはなく組み込む形で（健康状態の部分），社会モデルを体現化した統合モデルとされている[6]。

　ICF は「分類」と称しているように，疾病分類と同じく，対象者の状況を把握し介入（支援）策を整理したり，統計的に把握する，といった目的の分類枠組みである一方で，看護師を含む医療職間で対象者に関するコミュニケーションに資することも意図している。疾患名だけでは，パニック障害，とか脊髄損傷，という名称だけにとどまるが，ICF の枠組みを用いることで，心身機能，活動，参加の側面からも個々のケースを把握できるようなコードを与えてくれることになる。具体的には**表1-2** に示す。

表 1-2　ICF の分類をもとにした個々のケースの説明の例

健康状態(疾病)	心身機能	活　動	参　加
ハンセン病	四肢の感覚の喪失	物をつかむことが困難	失業につながるハンセン病のスティグマ
パニック障害	不安	1 人で外出できない	人々の反応が社会関係の欠如につながる
脊髄損傷	麻痺	公共交通機関を利用できない	公共交通機関が利用できないため宗教活動ができない
Ｉ型糖尿病	膵機能障害	なし(薬でコントロール)	病気に対する周りの目が気になるため学校に行けない

出典：World Health Organization 『ICF-Towards a common language for functioning, disability and health』[6]をもとに著者作成

8

(4) 健康の定義

　「健康」は古来，日本語にあった用語ではなく，江戸時代後期から明治初期に英語 "health" の訳として導入されたといわれている。当時は客観的に医学生物学的に良好な状態を指したとされ，学術用語であった。英語の "health" に相当する用語も，その意味するところは『全体性の調和』という規範的な意味で[7]，現代とはやや異なる意味であった。その後日本語の「健康」という用語は日常用語として定着したようで，専門用語として扱われるようになるのは 1946 年の WHO 大憲章で定義されて以降であろう。WHO 大憲章において提示された健康の定義を Box 1-2 に示した。

Box 1-2　WHO 大憲章における健康の定義
Health is a state of complete physical, mental and social well-being and not merely the absence of disease or infirmity.
（日本語訳）
健康とは単に病気でない，虚弱でないというのみならず，身体的，精神的そして社会的に完全なウェルビーイング（良好な状態）を指す

　これは，健康が「病気」や「虚弱」という否定的な状態の否定という軸でとらえるものではなく，"well-being（ウェルビーイング）" という肯定的な状態の軸でとらえることを示している。この定義は当時としては画期的な定義であり，現在でもこの定義は理想的な健康としてとらえられている。しかし医療の現場や研究において「健康」という用語を使う時，必ずしもこの定義に則った使われ方をしていないことに注意する必要があるだろう。

　まず，一般の市民はどのように考えているだろうか。「健康」という用語を聞いて，どのような意味を想像するのか，市民を対象とした厚生

労働省の調査では「病気がないこと」が 63.8％でもっとも多い。次いで「美味しく飲食できること」が 40.6％，「身体が丈夫なこと」が 40.3％，「ぐっすりと眠れること」が 27.6％，次いで「不安や悩みがないこと」が 19.1％であった[8]。

　医学の各領域では，疾病の原因に着眼しそれを探求し，除去するという観点で研究が行われ，治療が行われる。がんの治療であれば，がん検診を実施しがんの早期発見，早期治療をめざし，治療では抗がん剤による薬物治療や放射線治療，外科治療など多くの選択肢を準備し，治療後も長期的に検査を続けて再発に備えることをする。難病のように治癒しない疾病であっても症状を緩和したり，進行を緩やかにする治療が行われるが，そこでも疾病を取り除くことに注力されている。

　このように多くの一般市民，そして医学の世界でも，疾病が除去された状態を期待し望んでいる。この態度は，WHO 大憲章の健康の定義とは異なり，いわば検査をして異常がない状態をもって健康を意味しているとしても差し支えないだろう。この立場を社会学者のアーロン・アントノフスキー（Anonovsky A.）は，「疾患‐健康の二分法の健康観」と呼び，疾病の除去を期待して，疾病の原因を探り，さまざまな研究や対策を行う立場を病因論（または疾病生成論）と呼んだ。アントノフスキーは，二分法の健康観は健康の解釈のひとつの在り方とした。

　その一方で，健康の要因を探し，健康を志向する立場もあり，この立場では，どこからが健康でどこからが疾病であるか分けるのではなく，あくまでも健康と健康破綻の両極の間のどこかに位置づくものとして健康をとらえるとした（**図 1-2**）。この立場を健康生成論と呼ぶ。

　アントノフスキーは，病因論と健康生成論の両者はいわば車の両輪であり，どちらか一方だけがよく回っているだけではなく，両者がよく回転することが必要である説いた。このモデルを提示した 1970 年代には

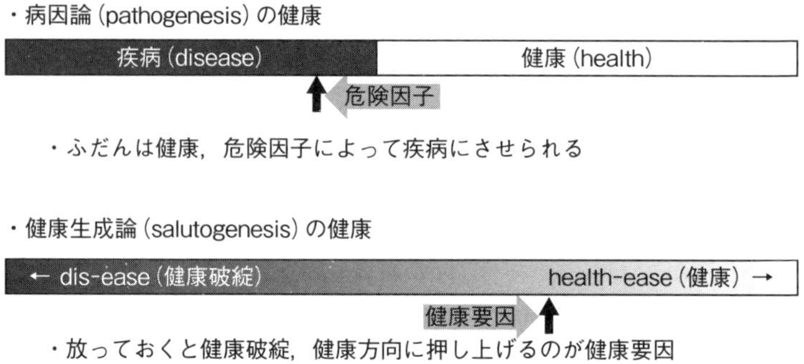

・病因論 (pathogenesis) の健康

疾病 (disease)	健康 (health)

↑ 危険因子

・ふだんは健康，危険因子によって疾病にさせられる

・健康生成論 (salutogenesis) の健康

← dis-ease (健康破綻)	health-ease (健康) →

健康要因 ↑

・放っておくと健康破綻，健康方向に押し上げるのが健康要因

図 1-2　二分法の健康と連続体の健康モデル

病因論のみが優勢な状況であり，健康生成論での研究や実践はほとんど行われていなかったため，健康生成論的な研究や実践の必要性がいわれていた。現代の看護学の立場はこの両者にかかわる立場であり，近年の看護学の発展の基礎には病因論，健康生成論の双方の立場による研究成果の蓄積があるといえる。そして，臨床実践においても，病因論的なアプローチと，健康生成論的なアプローチの双方のアプローチから柔軟に支援を行うことが求められている立場ともいえるだろう。

(5) 健康とウェルビーイング

　WHO 大憲章の健康の定義の訳では単に「状態」として訳されているが，カギとなる用語のひとつに "well-being（ウェルビーイング）" がある。well-being は日本語で幸福と訳されることが多いが，同じ幸福の意味の英語で "happiness" という用語がある。この well-being と happiness の違いについては心理学の分野でよく議論されている。学問的には happiness は刹那的な幸福感を意味することに対して，well-being は持続的で包括的な幸福な状態といわれている[9]。また，別の議

論では，ウェルビーイングにはヘドニック（hedonic）・ウェルビーイングと，ユーダイモニック（eudimonic）・ウェルビーイングの2種類あるとされている[10]。ヘドニック・ウェルビーイングは刹那的な喜びや正負の感情を意味し，この定義では happiness も包含される。他方ユーダイモニック・ウェルビーイングとは，自己実現や，成長，他者との関係，人生の目的をもつことにより得られる状態を指す。看護学や看護実践の目的としては，対象が双方の well-being を獲得できるように支援することをめざすことになっていくだろう。

2. 保健医療と看護

(1) 感染性疾患と非感染性疾患

　図1-3 に 20 世紀後半から 21 世紀初頭にかけての日本の死因別死亡率の推移を示した。この推移で目立つのは「悪性新生物」の推移で，70

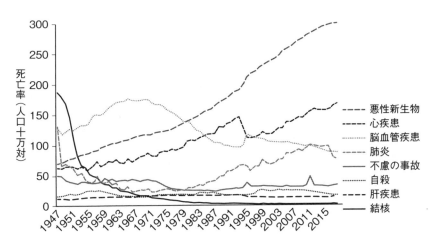

出典：厚生労働省『平成30(2018)年人口動態統計月報年計（概数）の概況データ』をもとに著者作成

図1-3　20世紀後半から21世紀初頭の主な死因別の死亡率推移

年間でコンスタントに上昇していることがわかる。少し緩やかではあるが似たような傾向がみられるのが「心疾患」であろう。逆に目立つのは「結核」で1950年代になって急激に低下している。

　結核は結核菌による感染性疾患である。悪性新生物や心疾患は日本では生活習慣病という名称で括られている場合もあるが，WHOはじめ国際的には非感染性疾患（non-communicable diseases：NCDs）と呼ばれており，感染性疾患とは異なる疾患として扱われている。「持続可能な開発目標（Sustainable Development Goals：SDGs）」では，目標3「あらゆる年齢のすべての人々の健康的な生活を確保し，福祉を促進する」が医療・看護が主にかかわる部分である。このなかでは感染症への対策とともに，この非感染性疾患による若年死亡率を，予防や治療を通じて3分の1に減少させることがターゲットのひとつとされている。

(2) 感染性疾患対策の歴史的展開

　感染性疾患は，ヨーロッパ諸国でもコレラやペスト，天然痘など有史以前からも大流行を繰り返しており，もっとも脅威となっていた疾患である。これは日本やアジア諸国においても同様であった。感染性疾患の予防や治療が可能になったのは，原因菌の発見と大きく関係している。19世紀までは感染源である病原体自体が発見されておらず，流行することはわかっていても原因や経路については明らかではなく，気候条件や，毒素などさまざまな仮説が提示されているに過ぎなかった。19世紀の有名な医学仮説が瘴気（ミアズマ）説で，瘴気を吸い込むことで発症するため，病床には瘴気が滞留しないように，新鮮で清潔な空気を常に送り込むことが重視されていた。

　ドイツの医師で細菌学者のロベルト・コッホ（Koch H.H.R.）が19世紀の後半になり炭疽菌が炭疽症の原因菌であることを発見し，細菌など

の微生物による感染症の発生の可能性を提唱した。その後，結核菌，コレラ菌を発見した。さらに彼の薫陶を受けた弟子達によって腸チフス，ジフテリアなど次々に病原菌の発見が行われた。同じく弟子である北里柴三郎も破傷風やペストの病原体発見に大きく寄与したことで有名である。こうして，19 世紀末から 20 世紀初頭には感染症発生にかかわるさまざまな病原体が発見され，続いて予防接種法の開発や治療薬（抗菌薬）の開発が相次ぐことになった。

(3) 疾病構造の転換と医療システム

　感染症対策と治療法が確立すると，多くの病院が建設され，多くの医療従事者が養成されることになった。病院はもともと修道院に付属した救貧院であったが，近世になりハンセン病をはじめとした感染症の隔離療養施設や，医師養成の教育機関として大都市に設立されるようになっていた。19 世紀の後半から 20 世紀の初頭かけ欧米においては公立私立の大病院の設立がさらに増加することになった。同時に医師や看護師など医療者養成も盛んになっていった。日本では 1961 年には皆保険制度が成立し，高い水準の医療に誰でもアクセスできる制度が作られていった。

　このような医療体制の充実のほか，上下水道の整備や冷蔵庫の普及など環境整備が進み，生活環境水準の向上がみられてきたこともあり，感染症の拡大が抑えられるようになった。**図 1-3** でみたように 20 世紀半ばには感染症に代わって，新たに，循環器疾患，悪性新生物といった非感染性疾患とその患者が治療・ケアの主体になっていった。こうした死因にかかる疾患の転換は，先進諸国において共通の展開であった。この転換は，疾病構造の転換，あるいは疫学転換とも呼ばれている。この転換により，20 世紀後半から 21 世紀の現代にかけて，医学だけでなく，

医療システムや看護学を含む周辺領域に，発展と新たな展開が求められるようになっていった。

(4) 医療制度の転換と DPC 方式

　疾病構造の転換以降，先進諸国においては保健・医療をめぐりさまざまな問題が生じてきた。ひとつは保健医療システムへのアクセスの格差が生じた点である。特に貧困層の経済的なバリアの問題と，地理的物理的な格差の問題である。もうひとつは医療費の増大である。これは大病院の建設や維持，医療従事者の養成やその維持，治療薬や治療法・検査法の開発と供給いった面のほか，医療格差の解消に向けて貧困層や高齢者への医療提供が行き届く形に政策を進めた（たとえば高齢者の医療費を無料にするなどの）結果，各国の国家財政に大きく影響が生じることになった。

　米国ではいち早く 1970 年代に路線変更を行い，65 歳以上を対象としたメディケアと貧困層のメディケイドという公的扶助制度を除いて公的健康保険制度は設けず，私的保険で対応する形とした。日本は皆保険制度であるが，1990 年代になって医療費の問題が顕在化し，2003 年より診療報酬制度を大きく変更することになった。それまでの医療費は「出来高払い」と呼ばれる支払い方式が行われていた。つまり医師が実施した診察や検査，投薬など一つひとつの医療行為に対して報酬の支払いが行われる方式である。医師には一定の裁量があるため，同じ疾患でも念入りに多くの検査を行う医師もいれば，そうでない医師もおり，多く検査をするほど実施した医療行為に対する報酬が多く生じることになる。そのため，必要以上の医療行為が実施されて多くの報酬が支払われる可能性もある。

　そうした事態を回避するために開発された方式が DPC（Diagnosis

Procedure Combination）方式である。日本語では診断群分類包括評価制度とも呼ばれており，病名や治療内容に応じて分類される診断群分類ごとに 1 日当たりの入院費用を定めたもので，検査や処置などの量にかかわりなく定額の診療報酬が医療機関側に支払われる仕組みとなった。これにより必要以上に検査や処置を実施すると損をしてしまうので，決められた範囲内での医療行為の実施となる。

　その結果として医療費の増大を抑えることができることが期待できる。入院期間が長いと結果的に損をしてしまうことからできる限り入院期間を短くすることになる。入院期間の短縮が図られ，通院者が多くなるが，効率的に入院医療機関が活用されていると解釈することもできるだろう。この DPC を用いている病院（DPC 対象病院）は大学病院のほか，急性期病院といわれる病院で看護師の配置基準（7：1 または 10：1）など一定の基準を満たしていることが条件となる。

(5) 医療機能の専門分化と看護師の役割

　近年では高齢化の進展で医療サービスを必要とする人の数も増えている。その一方で，医師の偏在や医療機関の地域間格差の問題が深刻になっている。問題の一因としては医療機関の機能の未分化があげられた。たとえば地域のクリニックで対応できる程度の風邪にもかかわらず大病院に通院する人が増えると，難病患者や抗がん治療などクリニックでは対応できない本来大病院の機能を使って治療を行う必要があるサービスが行き届かなくなるだろう。地域ごとに医療機関を適切に配置するとともにこうした問題を解決するために 2014 年から医療機関ごとに厚生労働省に機能報告（高度急性期，急性期，回復期，慢性期）していくことになった[iii]。

　こうした医療システムの転換は医療提供の効率性を高めるだけでな

16

く，医療機能の専門分化も加速させることになる。高度急性期病院においてはその名のとおり高水準の治療の実施が必要になり，最先端の治療や治療開発などが進むことになるだろう。回復期病院においては高度なリハビリテーション技術によるサービス提供が期待されるだろう。在宅医療においても，家庭において高度な医療支援と日常生活の両立につながる高い水準のサービスが期待されるようになる。医療提供体制の専門分化，複雑化が進むとともに，その担い手である医療従事者，特に看護師の役割に期待が寄せられることになる。ただし，こうした医療提供体制に応じて，高度な看護技術が開発され，さらに提供されることが必要となる。看護技術開発にかかる研究や，こうした学問知識や技術を扱うことができる看護師の養成，特に看護基礎教育の充実もまた急務となっている。

(6) 生活習慣の医療化と看護師の役割

　疾病構造の転換により顕在化した問題として，医療費の増大や格差拡大をあげてきたが，これに併せる形で生活習慣がクローズアップされてきた。これは1970年代後半にカナダと米国が合同で，国民の死亡にかかる要因を，保健医療，生物学的，環境，生活習慣の4分類しその影響の大きさを比較したところ，保健医療要因が10％に対して，生物学的要因と環境要因がそれぞれ20％，生活習慣が50％を占めていることを発表した。しかし当時そこにかけている予算としては保健医療が95％以上を占めており，生活習慣については2％程度にとどまっていること

<hr>

iii このほか，すでに一定規模以上の大病院の初診時や再診時には，診療所（クリニック）などからの紹介状がないなど主治医の指示でない受診の場合には別に選定療養費という名称の費用を病院側に支払うことになっている。これによってかかりつけ医の機能を高めて外来医療が効率的に実施されることが期待されている。

も明らかにした。またこの時期，さまざまな大規模疫学調査の結果，喫煙や飲酒，朝食や間食の摂取，睡眠，運動などの生活習慣が循環器疾患をはじめとする疾患の発生と死亡に大きくかかわることも明らかになった。

　生活習慣を健康の要因としてクローズアップすることは，生活習慣はおおむね個人の判断で送られるものであるため，疾病の自己責任論[iv]の問題を引き起こす危険性が繰り返し指摘されてきた。なお，1980年代から90年代にかけて欧州ではヘルスプロモーションという動きが生じた。ここでは，個人ではなく社会の責任が明確となったほか，疾病の社会的決定要因に関するエビデンスの蓄積がなされてきた。日本では，自己責任論に陥る危険性をふまえつつも，生活習慣病という名称を設定し，個人の生活習慣管理を通じた疾病予防を図る政策が続き，健康増進法，および「健康日本21」の制定に至った。

　翻って看護学に目を向けると，こうした動きとは別に，疾病がある患者への支援の観点で，社会生活への再適応や，生活習慣の再構築への支援という使命は20世紀はじめの看護学の発祥から累々として目標とされ，実践され続けてきたといえるだろう。こうしたことからも病気を抱える個人の生活習慣の再適応・再構築にかかる支援の要となりうる学問であり，また技術を持ち合わせている意味で，きわめて重要な役割を果たすことが期待できる。

3. 地域包括ケアシステムと看護の役割

(1) ヘルスケアの継続性と継続看護

　医療機関の専門分化を通じて，患者の健康度の回復に応じて担当する医療機関を移行していく必要が生じる。このことを医療の継続性とい

[iv] 疾病が発生するのは個人の責任であって，社会は責任を取る必要はないという考え方。この辺りの議論は放送大学教材「健康と社会」に詳しいので併せて参照のこと。

い，課題とされている。その一方で，看護学では古くから継続看護あるいはヘルスケアの継続性（continuing health care）が言われている。継続看護は，対象者の健康状態，療養場所，ケア提供者のそれぞれが変化しても一貫した看護サービスを受けることを指す[11]。たとえば，外来通院から病棟入院した時，あるいはその逆で，退院後に通院に切り替わる時，急性期病院から回復期病院に転院した時，病院や施設から在宅療養に切り替わる時，などがあげられる。これらの場合においても，看護職同士が連携して，1人の患者・対象者に継続した看護を提供する。継続看護における看護師の役割と機能としては，以下があげられる。

1．医療ニーズをもち，療養場所やケア提供者が変化する患者・療養者に対して，医療と生活の2つの視点から看護の必要性についてアセスメントし課題を整理する。また，対象者や家族と相談のうえQOL を加味した看護計画を立案する。

2．看護計画の立案の際には，多職種の協働を念頭におき，役割分担の観点から全体のケア計画を考え，そのなかで看護が担う役割を明確にする。また，継続医療支援多職種チームの中の看護師は，医療関係者として医学的視点からの情報提供のほか，広い視野をもち柔軟に，チームの協働ができるべく調整する。

こうした継続看護の考え方や実践は保健医療システムにおいて今後ますます重要な役割を果たしていくことになるだろう。

(2) 地域包括ケアシステムとは

2005 年の介護保険法等改正で，国および地方公共団体が地域包括ケアシステムの構築に努めるべきという規定が介護保険法上明記された（介護保険法第5条第3項）。この地域包括ケアシステムとは，重度な要介護状態になっても住み慣れた地域で自分らしい暮らしを人生の最後ま

要素を満たしている職業は医師以外になくて，看護職は十全な意
□職とはいえない[17]，としている。
　野口は，この自律性に加えて医療には「不確定性」の問題が伴
□専門職である医師の権威が高まる[18]としている。つまり，医
□において自身で判断し治療を行う職業であり，大変な責任やそ
□て生じるミスや事故などのリスクを伴う。さらに，人間の生体
□自体に未解明・不確定な部分が多く，こうした点については，
□は判断できないため専門家である医師の指示に従う必要が生じ
□は，素人は知りえない最新の研究成果に関する科学的知識を有
□専門家であるから，権威が生じるとされている。この権威によ
□保健・医療機関などの保健医療サービスの組織や制度が構成さ
□に権威が正当化されてそれが権力として発動することになる。
□ような医師中心の権威的な体制の大きな問題点としては，権威を
□家中心の組織であるために，利用者である患者からのフィード
□（評価・修正）の機会が閉ざされている点にあるとされる。つま
□医療に対する訴えやクレームは，専門的な知識と技術を有する
□及ばないので，利用者によって日常的に審査を受けたり変動を
□はないということになる。こうした問題点に対する改善策とし
□目に市場原理の導入によるサービスの改善がいわれている[18]。
□ームドコンセントや共有意思決定，セカンドオピニオン，診療
□情報公開などの動きは，体制の改善につながる足がかりになっ
□るといえよう。また，第三者による医療の評価も重要である。
□日本医療評価機構による評価をはじめさまざまな医療の評価の
□生じている[6]。

で続けることができるよう，医療・介護・予防・住まい・生活支援が一
体的に提供されるシステムを指す[5]。
　地域包括ケアシステムを構成する重要な要素として，「介護・リハビ
リテーション」「医療・看護」「保健・予防」「介護予防・生活支援」「住
まいと住まい方」があげられている[6]。これは，「住まいと住まい方」
⇒「生活支援」⇒「介護・リハビリテーション」「医療・看護」「保健・
予防」というような連続的な関連性をもつ。
　これを厚生労働省が図案化したものが**図1-4**に示した植木鉢図であ
る。本人の選択がもっとも重視されるべきであり，本人・家族がどのよ
うに心構えをもつかという地域生活を継続する基礎を皿ととらえ，生活
の基盤となる「住まい」を植木鉢，そのなかに満たされた土を「介護予
防・生活支援」，専門的なサービスである「医療・看護」「介護・リハビ
リテーション」「保健・福祉」を葉として描いている。介護予防と生活
支援は，地域の多様な主体によって支援され，養分をたっぷりと蓄えた

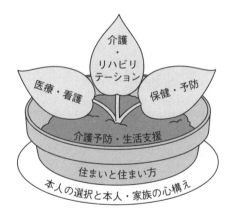

出典：厚生労働省『地域包括ケアシステム，https://www.mhlw.go.jp/file/06-Seisakujouhou-
　　　12300000-Roukenkyoku/link1-5.pdf』より引用

図1-4　地域包括ケアシステムの植木鉢図

土となり，葉として描かれた専門職が効果的にかかわり，尊厳ある自分らしい暮らしの実現を支援することを目標にしている。

(3) 地域包括システムにおける看護師の役割

　地域包括ケアシステムでは「定期巡回・随時対応型訪問介護看護」サービスが期待されている。これは，日中・夜間を通じて，訪問介護と訪問看護の両方を提供し，定期巡回と随時の対応を行うサービスである。また，小規模多機能型居宅介護と訪問看護など，複数の居宅サービスや地域密着型サービスを組み合わせて提供する「看護小規模多機能型居宅介護」がある。看護師が配置されることにより，医療処置が必要な人も利用できる。これら「定期巡回・随時対応型訪問介護看護」および「看

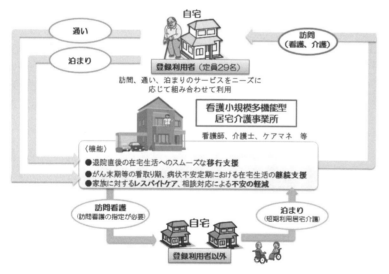

出典：厚生労働省『看護小規模多機能型居宅介護（複合型サービス）について，https://www.mhlw.go.jp/content/12300000/000837960.jpg』12) より引用

図 1-5　看護小規模多機能型居宅介護の概要図

護小規模多機能型居宅介護」において看護師が...きいものとなっている（**図 1-5**）12)。

　また，地域包括ケアシステムを構築するう...療・介護の連携があげられている。この連携に...たすのが訪問看護を担当する看護師や区市町村...いった地域で活動する看護師である13)。特に...は医療と介護の間にあり，利用者を中心に，家...連携，協働を促すうえで重要な役割を果たすこ...

4. 専門職と看護職

(1) 医療における専門職の定義

　専門職の定義は 20 世紀初頭よりさまざまな...究者により行われているが，特に中川は，197...ット・フリードソン（Freidson E.）の「医療...言及をもとに「特定のサービスを提供する権利...してその問題の処理に必要な資源のある部分に...している職業」と定義している14)。また，進...ードソンの言葉を援用して，「他の職業と専門...て真に重要な統一基準は自律性-仕事に対する...有するか否かである」15)と述べている。フリー...職における「自律性」とは，①国家によって公...スに基づく「組織化された自律性」であること...の自由だけでなく分業体制においても支配的な...て，規制への自由をもつこと，③成員補充の自...イアントを規制する正当な権利が与えられてい...る16)とされる。そして，フリードソン自身は

(2) さまざまな医療・福祉関係職種の出現

　先に説明をしたように，医療サービスの場や範囲が広まり，病院など
の医療機関も急性期専門から，リハビリテーション専門，慢性期専門，
プライマリーケア^vを担う診療所など，さまざまな形に機能分化してき
た。また，在宅医療をはじめ，施設の範囲を超えた医療サービスがなさ
れるようになった。さらに，2000年の介護保険制度の導入以降，保健・
医療・福祉の枠が薄らぎ，連携，協働がいわれるようになってきた。こ
うしたことからも，医師・歯科医師と連携するさまざまな医療関係職が
登場してきた。

　医師，歯科医師以外の医療関係職種は薬剤師，看護師，助産師，保健
師のほかに，放射線検査の実施を担当する診療放射線技師，血液学検査
や病理検査など，諸検査の実施を担当する臨床検査技師，リハビリテー
ションを担当する理学療法士，作業療法士など，きわめて多様の職種が
あげられる（詳しくは第15章参照）。医療関連職種は「医師と連携する
専門職」として，以下4点の特徴があるといわれている。つまり，①そ
の職業の知識と技術は近代医学によってその妥当性を承認されなければ
ならない，②医師にもできる業務のいくつかを代わりに行うが，診断，
治療方針の決定，手術における執刀など医師の中心的な業務を代わりに
行うことはできない，③その仕事は医師から指示を受けて行われ，仕事
のよしあしは医師によって評価される，④医師よりも収入や威信の点で
劣る，である[19]。

　こうした職種のことを米国では医師の下位あるいは側枝にあることを

---

^v 身体に何等かの問題が生じたり，生じる前に，はじめに医療機関にアクセスする際にか
かる医療・ケアのことで，総合診療医や家庭医などが担当する。家族や地域において継
続的にかかわり，患者の抱えるさまざまな問題の相談に乗り対処することができる必要
がある。

強調して「パラメディカル」と呼ばれている。日本では 1990 年代より医師とは対等であるという理念のもとで「コ・メディカル」と呼ばれてきたが，後述するように近年では使用を控える傾向にある（Box 1-3）。

Box 1-3　コ・メディカル用語を自粛する理由
① 意味する職種の範囲が不明確である
② Commedy（喜劇）の形容詞（comedical）と解釈される場合があり和製英語として不適切
③ 「医師とそれ以外」といった上下関係を暗示させ，すべての医療人が台頭に参画することが原則のチーム医療の精神に反する
などの問題点が指摘されているため

（日本癌治療学会会告『「コ・メディカル」用語の使用自粛のお知らせ　2012 年 1 月 25 日』より）

(3) 専門職としての看護師の確立

　20 世紀中ごろまでは，先述のように医師（あるいは歯科医師）が専門職として中心にあって，それ以外の医療関係職種はいわゆる半専門職（semi-profession）として医師の指示のもとで動いていたが，医療の場，対象が広がる一方で，効率化が求められるなか，医師に依存する体制から徐々に変化してきている。三井は，1990 年代から 2000 年代初頭にかけての医療制度改革に伴う病院体制の変革期における，看護師も含めたいわゆるコ・メディカルスタッフの業務整理・業務改善のプロセスに，フリードソンが定義した専門職としての自律性の在り方の出現を見出している[20]。つまり，看護師と他の医療関係職種間の関係性において，看護師はじめ多職種が自らの役割を再認識・再構成することで相互に連携を試みることで，どちらが上か下かというような支配的ではなくて，多職種が同時に自律的な職務を遂行する形となった。また，その背景には「患者中心」のケアを行う共通理念をもっていたということ，さらに医師も交えて看護師を含めた各医療関連職種が相互補完的に自律性

を獲得しているという，相補的自律性があるとしている[20]。つまり，医師との関係においても医師の指示を強制とみなすのではなくて，看護師の役割をふまえてそれが正当とみなすことによって，自律性を獲得しているとしている。

　実際に1990年代より，看護師をはじめ先に示した医療関連職種の養成がそれまでは専門学校・短大が主であったものが大学教育に移行してきている。専門教育が進み，また学問的な進展もあり，こうした背景からも看護師のみならず，多くの医療関連職種は医療専門職として現在は認知されてきている。

　なお，2012年には日本癌治療学会において医師以外の医療専門職の総称である「コ・メディカル」の呼称を自粛している。これに従って自粛する会告を提示する他の医療関係学会が相次いでいる現状にある。

5.「基礎看護学」授業の構成

　基礎看護学は，人体の構造と機能・疾病の成り立ちと回復の促進，健康支援と社会保障制度といった看護学の専門基礎知識の上にあって，看護専門職者として研究および実践活動を行ううえで誰もが共通して血肉化する必要がある知識を体系化した広範な領域をカバーする学問分野である。本授業はそのエッセンスを扱うことになるが，必要かつ，看護ケアの質の向上を計るうえで特に重要視されている基礎的な知識に関する項目を15回に分けて取り上げる。各項目では最新の知見も取り入れつつ，看護師が活躍する保健・医療の現場における看護実践に資する知見も織り交ぜる形で教授していく。

　第2章と3章ではコミュニケーションの基礎と応用を扱う。コミュニケーションは看護行為の基盤のひとつともなっており，対患者だけでなく，地域包括ケアシステムで説明したように，対他職種，対施設といっ

たさまざまな人・組織とかかわることが求められるようになっており，コミュニケーションの理論と技術はますます重要になってきている。

　第4，5章では，ICTと情報を扱う。コミュニケーションは，対面だけでなくオンライン上でも行われるようになってきている。同時に情報を扱うということと医療・看護実践とが近年では密接な関係になってきている現状にある。

　第6，7章は，フィジカルアセスメントについて扱う。ケアの実践には対象に関する情報が不可欠で，データから情報として抽出し，情報を評価することで看護実践につなげていく作業がアセスメントという作業である。アセスメントは看護実践を展開していくにあたり基盤となる技術でもある。

　第8，9章は，感染防止および安全・安楽を扱う。感染管理は看護業務において必須の作業であり，感染管理なしには安全なケア提供にはつながらない。また感染管理のみならず，事故防止や医療過誤の防止といった医療実施におけるさまざまな面で，安全管理が必要となる。

　第10〜13章では，ここまで解説してきた，情報，アセスメント，安全，安楽を伴った形で提供される，患者の日常生活支援にかかるさまざまな看護ケアの実践知識を解説する。食事・排泄・呼吸・循環といった基本的な人間の生にかかる支援のほか，看護業務においてかかわることが多い寝具によって生じる褥瘡の管理を扱う。

　第14章と15章では，教育支援と多職種連携について扱う。看護師は日常生活における支援だけでなく，患者やクライアントの知識や能力，自己管理や環境適応，行動変容の支援が求められる。同時に治療・療養にかかるサービスは看護師だけでなく，さまざまな専門職種によって提供され，看護師によるコーディネートが求められている。このような心理社会的な技術もまた看護技術として必須となってきている。

以上について本授業では，理論，実践をふまえつつ解説をしていく。

学習課題

1. 疾病・病い・シックネスの違いについて自分の言葉で説明をしてみよう。
2. ICF モデルの「心身機能・身体構造」「活動」「参加」の枠組みで，病気を抱えている身近な人を思い出して，その人の状態を説明してみよう。
3. 看護をめぐる医療システムの転換の歴史的変遷について整理してみよう。
4. 地域包括ケアシステムにおける看護の役割を整理してみよう
5. 看護師はなぜ専門職であるといえるのか，自分の言葉で説明してみよう。

引用文献

1) 伊藤正男，井村裕夫，高久史麿編：医学書院医学大辞典　第 2 版，医学書院，東京，2009
2) 最高裁判所第二小法廷決定　令和 2 年 9 月 16 日　刑集　第 74 巻 6 号 581 頁，平成 30（あ）1790
3) Krainman A：The illness narratives：Suffering, healing & the human condition. Basic Books, 1988（江口重幸，五木田紳，上野豪志訳：病いの語り　慢性の病いをめぐる臨床人類学，誠信書房，東京，2006）
4) 野口裕二：病気行動・病人役割・病いの経験. 山崎喜比古編. 健康と医療の社会学，東京大学出版会，東京，99-114，2001
5) 厚生労働省：「国際生活機能分類―国際障害分類改訂版―」（日本語版）の厚生労働省ホームページ掲載について．https://www.mhlw.go.jp/houdou/2002/08/h0805-1.html（2023 年 4 月 26 日アクセス）

6) World Health Organization：ICF-Towards a common language for functioning, disability and health. https://www.who.int/publications/m/item/icf-beginner-s-guide-towards-a-common-language-for-functioning-disability-and-health（2023 年 4 月 26 日アクセス）

7) 佐藤純一：「生活習慣病」の作られ方—健康言説の構築過程，健康論の誘惑，文化書房博文社，東京，103-146，2000

8) 厚生労働省：健康意識調査．https://www.mhlw.go.jp/stf/houdou/0000052548.html（2023 年 4 月 26 日アクセス）

9) Ruggeri et al, et al：Well-being is more than happiness and life satisfaction：a multidimensional analysis of 21 countries. Health Qual Life Outcomes, 18：192, 2020

10) Ryff CD, BoylanJM, Kirsch JA：Eudaimonic and Hedonic Well-Being. In：Lee MT, Kubzansky LD, VanderWeele TJ：Measuring Well-Being. Oxford University Press, Oxford, 2021.

11) 茂野香おる他：系統看護学講座　専門分野Ⅰ基礎看護学［1］看護学概論 第 15 版，医学書院，東京，40-53，2012

12) 厚生労働省：看護小規模多機能型居宅介護（複合型サービス）について．https://www.mhlw.go.jp/content/12300000/000837960.jpg（2023 年 7 月 7 日アクセス）

13) 地域包括ケア研究会：持続可能な介護保険制度及び地域包括ケアシステムのあり方に関する調査研究事業報告書，地域包括ケアシステムの構築における今後の検討のための論点，2013．https://www.murc.jp/uploads/2013/04/koukai130423_01.pdf（2023 年 4 月 26 日アクセス）

14) 中川輝彦：医療における専門職支配．中川輝彦，黒田浩一郎編，よくわかる医療社会学，ミネルヴァ書房，京都，118-121，2010

15) 進藤雄三：医療の社会学，世界思想社，京都，1990

16) 橋本鉱市：専門職の「量」と「質」をめぐる養成政策—資格試験と大学教育—，東北大学大学院教育学研究科研究年報，54：111-135，2006

17) Freidson E：Profession Dominance：The Social Structure of Medical Care. Atherton Press, Silicon Valley, 1970（進藤雄三，宝月誠訳：医療と専門家支配，恒星社厚生閣，東京，1992）

18) 野口裕二：保健医療の思想・文化——近代医療を越えて．山崎喜比古編，健康

で続けることができるよう，医療・介護・予防・住まい・生活支援が一体的に提供されるシステムを指す[5]。

　地域包括ケアシステムを構成する重要な要素として，「介護・リハビリテーション」「医療・看護」「保健・予防」「介護予防・生活支援」「住まいと住まい方」があげられている[6]。これは，「住まいと住まい方」⇒「生活支援」⇒「介護・リハビリテーション」「医療・看護」「保健・予防」というような連続的な関連性をもつ。

　これを厚生労働省が図案化したものが**図1-4**に示した植木鉢図である。本人の選択がもっとも重視されるべきであり，本人・家族がどのように心構えをもつかという地域生活を継続する基礎を皿ととらえ，生活の基盤となる「住まい」を植木鉢，そのなかに満たされた土を「介護予防・生活支援」，専門的なサービスである「医療・看護」「介護・リハビリテーション」「保健・福祉」を葉として描いている。介護予防と生活支援は，地域の多様な主体によって支援され，養分をたっぷりと蓄えた

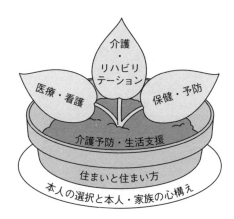

出典：厚生労働省『地域包括ケアシステム，https://www.mhlw.go.jp/file/06-Seisakujouhou-12300000-Roukenkyoku/link1-5.pdf』より引用

図1-4　地域包括ケアシステムの植木鉢図

20

土となり，葉として描かれた専門職が効果的にかかわり，尊厳ある自分らしい暮らしの実現を支援することを目標にしている。

(3) 地域包括システムにおける看護師の役割

　地域包括ケアシステムでは「定期巡回・随時対応型訪問介護看護」サービスが期待されている。これは，日中・夜間を通じて，訪問介護と訪問看護の両方を提供し，定期巡回と随時の対応を行うサービスである。また，小規模多機能型居宅介護と訪問看護など，複数の居宅サービスや地域密着型サービスを組み合わせて提供する「看護小規模多機能型居宅介護」がある。看護師が配置されることにより，医療処置が必要な人も利用できる。これら「定期巡回・随時対応型訪問介護看護」および「看

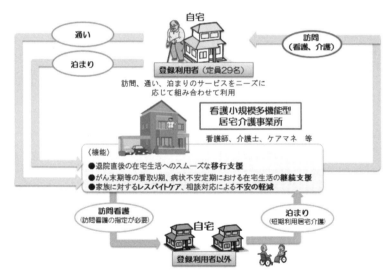

出典：厚生労働省『看護小規模多機能型居宅介護（複合型サービス）について，
https://www.mhlw.go.jp/content/12300000/000837960.jpg』[12]より引用

図 1-5　看護小規模多機能型居宅介護の概要図

護小規模多機能型居宅介護」において看護師が果たす役割はきわめて大きいものとなっている（**図1-5**）[12]。

　また，地域包括ケアシステムを構築するうえでの課題のひとつに医療・介護の連携があげられている。この連携において中心的な役割を果たすのが訪問看護を担当する看護師や区市町村保健センターの保健師といった地域で活動する看護師である[13]。特に訪問看護に携わる看護師は医療と介護の間にあり，利用者を中心に，家族，地域住民，多職種の連携，協働を促すうえで重要な役割を果たすことが期待されている。

4. 専門職と看護職

(1) 医療における専門職の定義

　専門職の定義は20世紀初頭よりさまざまな国のさまざまな領域の研究者により行われているが，特に中川は，1970年代に著されたエリオット・フリードソン（Freidson E.）の「医療と専門家支配」における言及をもとに「特定のサービスを提供する権利と，そのサービスに関連してその問題の処理に必要な資源のある部分にアクセスする権利を独占している職業」と定義している[14]。また，進藤はもう少し厳密にフリードソンの言葉を援用して，「他の職業と専門職とを分かつ，唯一にして真に重要な統一基準は自律性-仕事に対する正当化された統制力を保有するか否かである」[15]と述べている。フリードソンが述べる医療専門職における「自律性」とは，①国家によって公的に承認されたライセンスに基づく「組織化された自律性」であること，②他の職種の規制からの自由だけでなく分業体制においても支配的な地位を占めることによって，規制への自由をもつこと，③成員補充の自足性をもつこと，④クライアントを規制する正当な権利が与えられていること，の4要素から成る[16]とされる。そして，フリードソン自身は，医療領域においてはこ

うした要素を満たしている職業は医師以外になくて，看護職は十全な意味で専門職とはいえない[17]，としている。

　また，野口は，この自律性に加えて医療には「不確定性」の問題が伴うために専門職である医師の権威が高まる[18]としている。つまり，医師は診療において自身で判断し治療を行う職業であり，大変な責任やそれに伴って生じるミスや事故などのリスクを伴う。さらに，人間の生体や治療法自体に未解明・不確定な部分が多く，こうした点については，素人では判断できないため専門家である医師の指示に従う必要が生じる。医師は，素人は知りえない最新の研究成果に関する科学的知識を有している専門家であるから，権威が生じるとされている。この権威によって，保健・医療機関などの保健医療サービスの組織や制度が構成され，さらに権威が正当化されてそれが権力として発動することになる。

　このような医師中心の権威的な体制の大きな問題点としては，権威をもつ専門家中心の組織であるために，利用者である患者からのフィードバック（評価・修正）の機会が閉ざされている点にあるとされる。つまり患者の医療に対する訴えやクレームは，専門的な知識と技術を有する専門家に及ばないので，利用者によって日常的に審査を受けたり変動を被ることはないということになる。こうした問題点に対する改善策として，1つ目に市場原理の導入によるサービスの改善がいわれている[18]。インフォームドコンセントや共有意思決定，セカンドオピニオン，診療録などの情報公開などの動きは，体制の改善につながる足がかりになってきているといえよう。また，第三者による医療の評価も重要である。日本では日本医療評価機構による評価をはじめさまざまな医療の評価の在り方が生じている[6]。

と医療の社会学，東京大学出版会，東京，217-225，2001

19) 黒田浩一郎：医師と連携する専門職．中川輝彦，黒田浩一郎編，よくわかる医療社会学，ミネルヴァ書房，京都，130-133，2010

20) 三井さよ：ケアの社会学　臨床現場との対話，勁草書房，東京，2004

2 | コミュニケーションの基礎

堀田　亮

《目標＆ポイント》　看護師は対人援助職であり，コミュニケーションと看護実践は密接な関係にある。始めに，コミュニケーションの基礎的な知識，理論，種類を整理した後，医療（看護）におけるコミュニケーションの考え方や姿勢，態度について，患者と医療従事者との関係性や援助過程などの視点からわかりやすく解説を行う。
《キーワード》　コミュニケーションの理論，言語・非言語コミュニケーション，人権尊重，意思決定支援

1. コミュニケーションとは何か？

　「コミュニケーション（communication）」という言葉からどのような状況がイメージされるだろうか。おそらく「話す（伝える）」と「聴く（理解する，共感する）」といった聴覚を介したものを連想する人が多いだろう。コミュニケーションとは「社会生活を営む人間の間で行う知覚・感情・思考の伝達。言語・記号・その他視覚・聴覚に訴える各種のものを媒介する」[1] ものであり，情報の①発信者，②受信者，③伝えたい内容，④手段（チャンネル），⑤文脈（状況や場面）の5つで構成されている。手段とは話すと聴く以外にも，見る（視覚），そして時には触れる（触覚），匂い（嗅覚）といったさまざまな感覚器を通して行われる。

　川野[2] は看護師が行う患者や患者家族とのコミュニケーションの意図は，①その時・その場の意図があり，変動するものと，②常に存在して

いる根源的なものがあるとし，看護師がもつであろう 15 の積極的な意
図をまとめている（**表 2-1**）。

　看護師は記録（メモ）や日常生活援助をしながら患者と対話をするこ
ともあり，一度に複数の作業をしながらコミュニケーションを取ること
がある。また，近年では ICT（information and communication technol-
ogy：情報通信技術）の発展も相まって，より多様かつ複雑なスキル，
リテラシーが求められている。こうした状況下で，看護師は患者から必
要な情報の収集や伝達，良好な関係の構築，患者の気持ちへの寄り添
い，悩みや困りごとの傾聴，問題解決や行動変容など，さまざまな目的
を遂行するためにコミュニケーションを行う。コミュニケーションは看
護実践における必要不可欠な基礎的技術のひとつである。

　本章と続く第 3 章では，看護師と患者，患者家族，医療従事者などと

表 2-1　看護師が行う患者や患者家族とのコミュニケーションの意図

①会話場面を創造する
②看護師の考え，意見，正論を述べる
③患者が自由に対等に語れるよう，中立的な立場で，関心を寄せて存在する
④患者が体験していること，つらい気持ち，楽しみに共感する，あるいは共感を示す
⑤患者の考えと行動の変化を促し，解決に向かうようにする
⑥患者の状態，病状を判断し，それを患者に提示する
⑦患者の興味を喚起する
⑧患者に声を出してもらう
⑨五感を刺激して患者が健康的な感性を取り戻す
⑩答えを出す，患者の質問に回答する
⑪尊敬を表す
⑫患者が変化を自覚する
⑬患者が目標や希望をもつ
⑭良い点を認める
⑮看護師が自分の私的体験を語る

出典：川野雅資編『会話分析でわかる看護師のコミュニケーション技術』中央法規，2018 年[2]をも
　　　とに著者作成

の双方向的なやり取りを通じた相互理解や信頼関係の構築に資するコミュニケーションの在り方についてまとめていく。

2．円滑なコミュニケーションのための枠組み

　看護実践において，さまざまな人と円滑なコミュニケーションを取るためには，技術や技法の習得もさることながら，その前提として場（設定）を整えることが重要である。ここでは4つの「枠」（**図 2-1**）という観点から，対患者場面を想定した安心，安全な環境の作り方を考える。

(1)「空間」の枠

　何らかのコミュニケーションを取る際，まず始めに，そこが適切な「空間」であるかを考慮する必要がある。ちょっとした挨拶や雑談，連絡事項の伝達であれば問題になることは少ないが，時には"他の人には

「空間」の枠
・会話中は，他の人が入ってこない
・会話や姿が外からは聞こえない，見えない
　⇒状況に応じて工夫，配慮する

「時間」の枠
・会話の開始と終了の時間を明確にする
・「いつでも話を聞く」ではなく，「いつなら話を聞ける」を伝える
　⇒時間を決めることはお互いを守ること

「共有範囲」の枠
・情報を共有する範囲を明確に伝える
・他の医療従事者と共有が必要と判断した時は，（できるだけ）本人の同意を得る
　⇒説明，同意，限界設定を丁寧に行う

「言葉」の枠
・一度に情報を詰め込みすぎない
・曖昧な表現や主語の省略等をできるだけ避け，患者が理解できる言葉がけをする
　⇒具体的な指示は，明確な行動につながる

図 2-1　円滑なコミュニケーションのための4つの「枠」

聞かれたくないこと”や“他の人が聞くのは望ましくないこと”が話されることもある。そのような場合は，話している時に他の誰かが入ってこない空間や，音が外に漏れたり姿が外から見えない場所を用意する必要がある。施設の間取りや構造は不可変的要素であるため，すべてのニーズを満たすことは難しいかもしれないが，状況に応じた工夫と配慮が求められる。

(2)「時間」の枠

　コミュニケーションにおける誤解のひとつに“話をたくさん聞くことがよい”がある。話を聞く時間が長くなるほど情報量は多くなり，患者の気持ちに寄り添うことができ，スッキリしたり，不快感情が緩和されると考えるのである。

　しかし，看護師は多くの患者をケアする立場にあり，マルチタスクが求められることも多い。限られた時間のなかでコミュニケーションを取る必要があり，そのためには「時間」の設定が重要となる。ここで意識したいのは，あらかじめ終わりの時間を明確にすることである。5分，10分，30分と状況によって設定できる時間は異なってくるが，「今から10分ほどであれば」，「14時までは」といった具合で，他の業務に支障が出ない範囲で決める。これをすることにより，お互いが共通のゴール（終了時刻）に向かって話を進めていけるようになる。ゴールが見えることはお互いの安心感につながる。逆に終わりが設定されていないと，どこで話を切っていいかわからなくなり，他の業務が圧迫される可能性がある。終わりが見えないなかで，「あ，そういえば○○さんの採血に行かなければいけないから今日はこのへんで」と言ったとしたら，その真偽にかかわらず，「自分の話を聞くのが嫌になったのかな」と患者は不信感を抱くかもしれない。

　時間を決めると，終わりの時に話の途中だったら申し訳ないと思うか

もしれないが，その時はまた話のできる（しやすい）時間帯を提示するとよい。

　また，熱心な看護師ほど「いつでも話を聞くよ」と言ってしまうことがある。親身な姿勢を示すために善意から発せられる言葉ではあると思うが，いつでも話を聞ける人など存在するのだろうか。"いつでも"と言ってしまえば，「この人は私のためにどんな時でも時間を作ってくれる」と依存的になる可能性がある。また，求められた時に対応できなかった場合，患者は不信感や不快感をもちかねない。ここで大切なのは，"いつなら（明日の10時，次の水曜日の午前中など）"を示すことである。

　たとえ短い時間であっても，時間を決めてコミュニケーションを取ることは，お互いを守り，信頼関係を構築することにつながる。

(3)「共有範囲」の枠

　医療ではカルテやカンファレンスなどを通して，患者の情報は医療従事者間で共有されることも多い。しかしながら，患者側からしてみれば，自身が話したことが他の人に伝わるとは思っていないかもしれないし，伝わってほしくないと思うこともあるかもしれない。したがって，より丁寧なコミュニケーションを心がけるのであれば，知り得た情報は誰には伝達する可能性があるかを説明し，同意を得ることで「共有範囲」を明確にすることが望ましい。同時に，患者が他言してほしくないことであっても，医療を行う上で情報共有が必要と判断されることや，自傷他害の恐れがある場合などは，患者の意思を超えて共有する可能性があることは伝えなければならない（限界設定）。

(4)「言葉」の枠

　私たちが発する「言葉」に関しても枠を意識できる。たとえば，一度に多くの情報を詰め込んで与えてしまうと，相手の理解が追いつかなか

ったり，誤解が生じたりといったことが起こりやすい。できるだけ細かく区切り，理解，対応できているかを確認しながら進めていくことが望ましい。

また，日本語は主語を省略しても通じたり，曖昧な表現が多かったりする言語であるが，5W1H（いつ，どこで，誰に，何を，なぜ，どうやって）を丁寧に伝えることが円滑なコミュニケーションにつながる。

私たちの使う言葉が行動をどのように枠付けしているのか日常的に意識してコミュニケーションを取るとよい。明確かつ具体的な指示を出すことが，明確かつ具体的な行動につながるのである。

3.　コミュニケーションの種類と基礎的なスキル

看護師は多様な相手（患者，患者の家族，医療従事者など）を対象に，さまざまな場面（病棟，受付，病院外など）でコミュニケーションを行う。ここで心得ておくべきは，「患者とのコミュニケーションでは常にこうあるべき」といった杓子定規な"正解"を求めるのではなく，伝達したい内容や相手，場面，状況に応じて適切な方法を"選択"，"調整"するスキルを身につけることである。なぜなら，患者とのかかわりはその方の症状の程度や緊急度，性格特性などによって異なるからである。したがって，看護師は相手の状況を"読み取る"コミュニケーションスキルも求められる。

コミュニケーションは，言語，準言語，非言語に大別される。研究によってその割合は諸説あるが，いずれにしても，人間は相手のことを判断する時に言語情報（言葉そのもの）よりも聴覚（準言語）や視覚情報（非言語）の影響を多く受けると言われている。ただし，これは言語情報が重要ではないと言っているわけではなく，言葉を正しく効果的に伝えるためには聴覚や視覚を通して伝わる情報にも注意を払う必要がある

ということを示唆しているのである。

　以下に，それぞれについて基本的な知識を示す。今一度，自身のスタイルや特徴を理解し，日常的に自己点検することが望ましい。これらは意識，訓練することで十分かつ適切に習得できるものであるが，誤った癖がつくと修正が難しくなったり（誤学習），慣れてくると細かな配慮が疎かになったりすることがあるので注意が必要である。

(1) 言語的コミュニケーション

　言葉を用いたやり取りを言語的コミュニケーションと呼ぶ。話し言葉に加えて，筆談や手話，文字盤を用いた会話も言語的コミュニケーションに含まれる。看護師は患者やその家族に対して敬意を表すためにも適切な敬語（尊敬語，謙譲語，丁寧語）の使い分けを習得することが望ましい。

　多くの言葉を知ることで情報やメッセージをより正確に伝えられる可能性は高まるが，同時に，言葉には限界があることも心得なければならない。特に感情や認知を表す言葉は人によってイメージする程度やニュアンスが異なる。患者が示す準言語や非言語的メッセージと合わせて複合的に判断していく。

　実際の看護場面に即した言語的コミュニケーションスキルや，面接・カウンセリングにかかわるさまざまな技法は次章で詳述する。

(2) 準言語的コミュニケーション

　「準言語」とは，以下に示すような音声を伴う（または伴わない）“伝え方”を指している。言語的または非言語的コミュニケーションのどちらかにまとめて分類する論調もあるが，本書ではその重要性を鑑みて独立して解説する。

(1) あいづち

　あいづちとは，相手の話に合わせて言葉を挟むことである。「ほう」，

「うん」,「なるほど」といった短い言葉で調子を整えるあいづちから,「そうですね」と同意を示したり,「それから？」と内容をさらに広げたり,「そうなんですか？」と疑問を投げかけたりといった話の展開を促すあいづちもあり, 普段何気なく発していることも多いがその意味と意義は多岐にわたる。いずれにしても, 相手の話をしっかりと聴いていることを示すものである。

(2) 声の調子（トーン）

　調子（トーン）とは, 声の大きさや高さ, 話す際の速さや抑揚を指す。例えば, 苦痛を感じている患者に話す時や, 深刻（ネガティブ）な話をする際には少し小さく低い声で話すことが適切である。一方で, 障害や加齢によって耳の聞こえが悪い患者に対しては通常より大きい声で, 重要なところがしっかりと伝わるよう速さや抑揚も意識して話すことが求められる。

　以上のように, 場面に応じて自身が適切に調整するスキルの他に, 相手の調子に合わせるというスキルも看護師には必要である。なぜなら, 声の調子（トーン）は言外の意味を推し量る際に非常に重要な情報をもつからである。たとえば, 患者が「退院が来月になりました」と話した時も, 明るく大きな声で話した時と低くて暗い声で話した時では意味はまったく異なるだろう。前者は長引く入院生活もようやく終わりが近づいた喜びを患者は感じているだろうし, 後者は予想以上に退院が延びて落胆していると思われる。患者の声の調子から感情を正確に読み取り, それに調子を合わせて対応することにより, 信頼関係の構築につながる。

(3) 間の取り方／沈黙

　どのタイミングで言葉を発するかという"間"も良好なコミュニケーションを取る上で必要である。患者に情報を伝える際は, 伝え漏らしが

ないようまとめて矢継ぎ早に話してしまうかもしれないが，理解できているか間を取って反応を確認しながら行う方がよい。また，沈黙を共有することは重要で，説明や感情表現が苦手な患者であっても，こちらが先回りせずに間を取ることで，患者自身の言葉を引き出せる可能性が上がるかもしれない。一方で，長すぎる沈黙は互いに居心地の悪さを感じることもあるので注意する。

(3) 非言語的コミュニケーション

　言語（音声）以外にもコミュニケーションにはさまざまな種類やスキルがある。それらは非言語的コミュニケーションと呼ばれ，先に述べたとおり，言語情報を補完，強調するものであり，正しい情報，感情の伝達や，印象形成において重要な役割を担っている。

(1) 身なり

　身なりを整えることは看護師の基本である。頭髪や化粧は華美にならないようにし，清潔な白衣を着ることで，患者の信頼感の向上につながる。身なりは対面でのコミュニケーションにおいて一番最初に目に入るポイントであり，第一印象の形成に大きな影響を及ぼす。

(2) 位置と距離

　患者に対してどのような位置関係で向き合い，どれほどの距離を取れば円滑なコミュニケーションにつながるか心得ておく。

　位置関係は3つのパターンがある。1つ目は対面法である。これは向かい合って座る方法で，机を挟んで真正面に向き合うと畏まった雰囲気になるので，重要事項を話し合う時などに用いる。向き合う場合でも座る位置をややずらして斜めに座れば不安，緊張感は少し和らぐ。2つ目は直角法である。これは90度の位置関係で座る方法で，心地よいと感じる人が多い座り方である。医療場面で用いられる機会が多く，常に相手と視線を合わせる必要がなく，会話が活発になり信頼関係が形成され

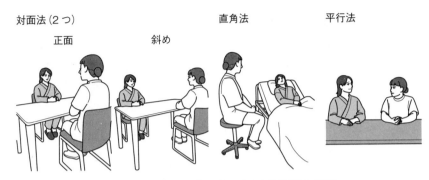

図 2-2　コミュニケーション時の位置と距離

やすいとされる。3つ目は平行法である。これは横並びで座る方法で，互いの距離も近くなるため相手の存在が強く意識されやすい。孤独や不安を抱える患者に対して親身さを伝えることにもなるが，患者が依存的にならないよう注意が必要である（**図 2-2**）。

　位置関係が定まれば距離にも気を配り，患者に安心感を与えられるちょうどよい距離感を作る。看護場面では1メートルほどがよいとされているが，適切な距離感は個人によって異なる。したがって，患者が心地よい距離感を理解し，そこに合わせられるよう努める。

(3) 表情と姿勢（FELOR モデル）

　人の話を聴く表情や姿勢に関するスキルのひとつに FELOR モデル[3]がある。これは5つの要素の頭文字をとったものである。Face（顔を向ける）は，患者の顔や表情が見えるようにきちんと顔を向けることで信頼感や安心感を与えることになる。Eye-contact（視線）は，相手の目線を穏やかに見守り，患者のことを気にかけていることを伝える。目線の高さを患者に合わせることも効果的である。Lean（耳を傾ける）は，少し身を乗り出すようにして話を聞くことで，患者の話を一生懸命

聴いていることを示す。**O**pen（開く）は，相手のことをオープンに受け入れている心を表す。**R**elax（リラックス）は，リラックスした気持ちで話を聴くことで患者にも安心感を与え，一緒に考えていく姿勢を伝える。

（4）身振り（ボディランゲージ）

適度に身振り手振りを交えて話すことは患者の注意や関心を維持することになるし，たとえば腫瘍や創部の大きさを表現することで患者が病状をイメージしやすくすることにもなる。ただし，過度になると落ち着きのない人との印象を与えるかもしれない。なお，ボディランゲージは文化圏によって意味が異なる場合があるので，外国人患者に対しては注意が必要である。

（5）タッチング

患者が不安，緊張，悲しみ，苦しみといったネガティブ感情を表出している際に思いやりを示すひとつの方法がタッチングである。主に肩や手を触れる行為を指す。患者が異性の場合は性的な意味合いにも受け取られかねないので基本的には用いない。また，触れられることが嫌な患者にも控える。

4．看護におけるコミュニケーションの考え方や姿勢，態度

(1) 看護職の倫理綱領

看護行為において，基盤となるのは患者の人権を尊重することである。2021年に公表された『看護職の倫理綱領』[4)]でも，本文の1つ目に「看護職は，人間の生命，人間としての尊厳及び権利を尊重する」と明文化されている。看護師は人々のあらゆる多様性に対して常に高い倫理観をもち，健康と生活の支援に努める。他にも，平等な看護の提供，信

頼関係の構築，意思決定支援，秘密保持など，16の事項が制定されており，患者とコミュニケーションを取る際もこれらを意識，遵守することが肝要と言える。

(2) 患者と医療従事者との関係性

(1) 医療パターナリズム（父権主義）

　患者と医療従事者（主に医師を指す）の関係は，古くは「患者のためになる」という観点から医療従事者が専門的判断を行い，患者はそれに従うという考え方が想定されていた。このように強い立場（医師）が弱い立場（患者）の方針決定をする関係性を医療パターナリズムと呼ぶ。こうした関係性では，患者の医療従事者に対する不信や対立といったコミュニケーション上の問題が生じることもしばしばあり，現在では不適切であるとされている。

(2) 患者中心の医療・協働関係

　近年では，患者の考えや意見も取り入れながら，患者と医療従事者双方が協力しながら方針について話し合い，意思決定をしていく「患者中心の医療」が提唱されている。

　患者中心の医療とは，看護師が患者の考えや満足度を最優先し，それに従うという意味ではない。前提として，患者それぞれに必要なことを看護師は考え，場面や状況に応じてはたらきかけることが求められる。同時に，患者の選択が与えられた情報を十分に理解した上でなされたものであるかを常に確かめる姿勢をもつ。つまり，患者中心の医療では，患者と医療従事者がそれぞれにもつ専門性，異なる視点をもち寄り，話し合いを通じて共通の理解，協働のための基盤を形成していくというところに重点があり[5]，この実現のためには良好なコミュニケーションは欠かせない。

(3) 意思決定支援

　患者—医療従事者関係の変容に合わせて，患者の意思決定の在り方およびその支援も変化が起きている。

(1) インフォームドコンセント（説明と同意）

　インフォームドコンセントとは，病気や医療行為に関する説明に対して，患者が正しく理解し，納得して自発的に同意することを示す。医療訴訟への対策として強調されてきた側面もあるが，本来は緊密な信頼関係を築くというプロセスに重点がある[5]。検査や治療法に関する説明は主に医師からなされるが，看護師はそのサポート役となり，医師と患者およびその家族との橋渡し（例：説明を十分に理解できなかったと患者から申し出があれば，再度医師に説明を依頼する）や，場合によっては患者や家族に自ら補足して説明する。

(2) Shared decision making（協働的意思決定，意思決定の共有）

　インフォームドコンセントでは医療従事者が患者に説明し，患者がそれに同意するか否かという意思決定プロセスを経る。一方で，患者と医療従事者がコミュニケーション（対話）を通じて互いにもつ情報（知識）や目標を共有し，協力しながら選択に至るプロセスを協働的意思決定（shared decision making：SDM）と呼ぶ。

　SDM を実現するためのひとつのモデルとして Three-talk model[6] がある（**図 2-3**）。これは意思決定を次の3つのステップで説明するものである。

①チームトークは，決定すべき問題が明らかになった時点で，患者の価値観や気持ちがその決定に重要であると確認する話し合いである。ここでは，信頼関係の構築をベースに，選択肢と共にそこには不確実性があることを提示し，患者の反応を確かめ，この段階では意思決定の保留も認めることを伝える。

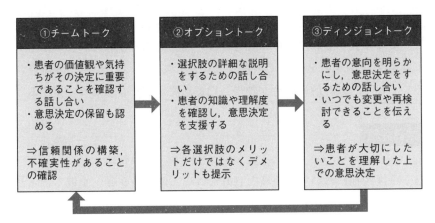

出典：Elwyn G, Durand MA, Song J, et al 『A three-talk model for shared decision making: multistage
consultation process. BMJ, 359, j4891, 2017』[6]をもとに著者作成

図 2-3 Three-talk model

②オプショントークは，選択肢をより詳細に説明し，患者の知識や理解
度を確認し，意思決定を支援する話し合いである。ここでは，各選択
肢について説明し，それぞれのメリットだけではなくデメリットも提
示し，意思決定できるようにかかわる。

③ディシジョントークは，患者の意向を明らかにし，意思決定する話し
合いである。ここでは，医療従事者は患者が大切にしたいことの理解
に努めながら意思決定をするが，同時にいつでも変更や再検討もでき
ることを伝える。

この3ステップは循環しており，患者の状態に応じて，意思決定支援
は繰り返されることを示唆している。

SDM は治療法に関するエビデンスが十分に確立されていない場合に
特に重要となる。医療従事者は意思決定にかかわる情報（選択できうる
治療法や予後，副作用など）と共に医学的な観点から望ましいと思われ

る選択肢を提示し，患者は病気や治療に対する自身の考えや希望を語る。そこで提示されたものは相容れない場合もあるかもしれないが，コミュニケーションを通じて両者が大切にしていることが相互理解される。そして，最終的に患者が納得した意思決定ができるよう支援する。

学習課題

1. 看護過程において，患者と良好なコミュニケーションを取ることがなぜ重要なのか考えてみよう。
2. 言語，準言語，非言語コミュニケーションには，それぞれどのようなものがあるか，できるだけ多くあげてみよう。
3. 家族や友人に患者役になってもらい，意思決定が必要なテーマを決めて，shared decision making のプロセスを体験してみよう。

引用文献

1) 新村　出編：広辞苑（第7版），岩波書店，2018
2) 川野雅資編：会話分析でわかる看護師のコミュニケーション技術，中央法規，2018
3) Cole T 著，バーンズ亀山静子・矢部　文訳：ピア・サポート実践マニュアル，川島書店，2002
4) 日本看護協会：看護職の倫理綱領，https://www.nurse.or.jp/nursing/practice/rinri/pdf/code_of_ethics.pdf（2023年1月6日アクセス）
5) 石川ひろの：保健医療専門職のためのヘルスコミュニケーション学入門，大修館書店，2020
6) Elwyn G, Durand MA, Song J, et al：A three-talk model for shared decision making：multistage consultation process. BMJ, 359, j4891, 2017

参考文献 |

・松尾ミヨ子，城生弘美，習田明裕，他編：基礎看護技術Ⅰ：コミュニケーション/看護の展開/ヘルスアセスメント，メディカ出版，2021
・Riley JB 著，渡部富栄訳：看護のコミュニケーション（第5版），エルゼビア・ジャパン，2007
・篠崎惠美子，藤井徹也：看護コミュニケーション（第2版）：基礎から学ぶスキルとトレーニング，医学書院，2022
・諏訪茂樹編著：看護のためのコミュニケーションと人間関係：アクティブ・ラーニングで身につける技術と感性，中央法規，2019

3 | コミュニケーションの技術と応用

堀田　亮

《**目標＆ポイント**》　看護実践にあたり，患者のことを適切に理解し，対応していくためにはさまざまな技法を身につける必要がある。本章では，面接やカウンセリング（心理療法）にかかわるさまざまな技法を紹介する。加えて，多職種連携や患者家族とのコミュニケーション，コミュニケーションに難しさを抱える人々への対応について具体例を用いて解説する。
《**キーワード**》　コミュニケーションスキル，面接・カウンセリングの技法，コミュニケーション障害

1. 看護面接の流れと治療的コミュニケーション

　患者とのコミュニケーションでは，患者の人権を尊重し，心情に耳を傾け，必要な情報の共有や今後に向けた意思決定をしていくこととなる。こうした患者と看護師が協働しながら看護問題について考えていくプロセスを看護面接と呼ぶ。

　看護面接は①面接準備・開始（オープニング），②情報収集（患者の話を聴く），③患者理解，④情報共有（患者へ意見を伝える・フィードバック），⑤解決すべき問題点や今後について一緒に考え決定する，⑥面接終了（まとめと今後についての相談，クロージング）のプロセスをたどる[1]（**図 3-1**）。こうした"流れ・型"を理解することで，患者とのコミュニケーションに難しさを抱えた際に"拠り所"をもつことができる。

　看護面接では，患者と看護師との間に発生する相互作用を通じて，患者の身体的・情緒的ニードの表出を助ける「治療的コミュニケーショ

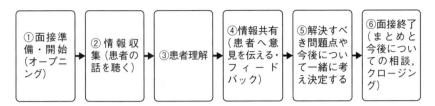

出典：篠崎惠美子，藤井徹也『看護コミュニケーション（第2版）：基礎から学ぶスキルとトレーニング』医学書院，2022年[1]をもとに著者作成

図 3-1　看護面接のプロセス

ン」[2]を行うことが重要である。次項に面接やカウンセリング（心理療法）で用いられる治療的コミュニケーションに関する技法，スキルを紹介する。これらの技法を効果的に用いることで，患者から必要な情報を収集できるようになるだけではなく，患者の安心感や信頼感の獲得にもつながる。

2. 面接・カウンセリング技法の活用

　コミュニケーションに関するスキルは枚挙にいとまがない。基礎的なスキルは第2章で詳述したが，本章では面接やカウンセリング（心理療法）にかかわる代表的な技法を解説する。

(1) クライエント中心療法における3つの態度

　アメリカの心理学者であるカール・ロジャーズ（Rogers C.R.）は，人間は自己実現へと向かう存在であると考え，クライエントが自分自身を受け入れ，自己決定できるような支援方法を理論化した。これはクライエント中心療法と呼ばれ，看護面接がめざすプロセスとも親和性がある。

　クライエント中心療法では，セラピストが以下の3つの態度を備えることを重要な条件とした。

48

（1）共感的理解

　ロジャーズは共感的理解を，クライエントの個人的な世界を，あたか
もセラピスト自身のものであるかのように感じ取るが，「あたかも」と
いう質を常に失わないことと定義した[3]。看護師は，患者からさまざま
な体験，病状，心情を聴くことになる。親身になって聴くことは大切で
あるが，情緒的に巻き込まれることなく，あくまでその患者が感じてい
ることとして理解し，その理解したことを伝える作業が共感である。

　共感に類する言葉として同感がある。両者の違いを明確に説明するこ
とは難しいが，主語が何かを考えることが理解の助けとなる。同感の主
語は「私（看護師）」にある。仮に看護師自身も経験した病気に罹って
いる患者がいたとして，「（自身の経験をもとに）長い治療が控えている
からつらいですよね」と伝えるのは同感，つまり，I think（feel）〜.
である。

　一方で，共感の主語は「あなた（患者）」にある。患者によっては辛
さを感じつつも，それを乗り越えることが成長につながると考えている
かもしれない。そのことを理解し，「あなたはこの治療を通して，成長
したいと考えているのですね」と伝えるのは共感，つまり，You think
（feel）〜.である。共感的理解を看護師が示すことで，患者は自身のこ
とを受容，理解してもらった感覚が芽生え，良好な関係の構築や患者の
自己理解の促進などにつながる。

（2）自己一致

　自己一致とは，セラピストはカウンセリング場面で自身に生起する
様々な感情に気づいており，自らそれを否定せず十分に受け入れている
状態であり，クライエントに対して，セラピストの実感と言葉や態度が
一致していることを指す。看護師として経験や知識を積むことは重要で
あるが，時に思い込み（この患者はこれを求めているに違いない，この

病気にはこうすることが必須だなど）による間違いを起こすことがある。看護師は経験や知識を背景に置きながら，あるがままの純粋な態度で目の前の患者に接する必要がある。

（3）無条件の肯定的配慮

　ロジャーズは，セラピストが一貫して温かで肯定的にクライエントに接することが，クライエントの成長を促進すると考え，こうした態度を無条件の肯定的配慮とした[3]。もちろん，医療的，法的，道徳的に許容できない患者の言動もあるが，看護師は優しさや思いやりの精神をもち，患者に対して肯定的な関心を向け，患者のことを受容する。

(2) 積極的傾聴（active listening）

　ロジャーズは先にあげた3つの態度をもちながら，積極的傾聴を行うことがクライエントの支援，援助に有効であると提唱した。積極的傾聴とは，相手の気持ちや考えを，相手の立場に立って理解しようとする話の聴き方である。そして，言葉を添えたり，質問もしながら，相手が本当に感じている心情や考えを引き出し，相手のことをより深く理解するためのコミュニケーションスキルである。

　コミュニケーションは「キャッチボール」に例えられることがある。言葉をボールに見立てて，2人ないし複数人の間でボール（言葉）が飛び交う様子をコミュニケーションが進んでいると考えるのである。では，キャッチボールの重要な要素はなんだろうか。多くはボールが行き来すること，すなわち「話す」ことに意識が向きがちである。しかし，投げたボールが返ってくるだけであれば人ではなく壁でもよいはずである。そこに人間が介在する意義は，ボールをキャッチすること（相手の言葉を受け取ること）である。自分の発した言葉が相手にしっかりと受け取ってもらえたことを実感すると，人は安心感を覚えるのである。したがって，看護師はどのような言葉がけをするか考える前に，まずは患

者の心情や考えを受け止め，理解する姿勢が求められる。そして，こうした積極的傾聴を繰り返すことで，患者が自分自身の考えを整理し，納得のいく結論や判断にたどり着くように看護師はめざす。

　患者の話をキャッチした上で，次にどのようなボールの渡し方があるか，4つのスキルを紹介する。なお，第2章で取り上げた言語的・準言語的・非言語的コミュニケーションスキルも積極的傾聴スキルに含まれる。

(1) 反　射

　反射とは，患者が話した言葉を同じように看護師が繰り返して伝え返す技法である。患者の言葉をそのまま用いることで，患者は「自分の話がちゃんと伝わっている」という安心感につながる。具体的には，症状が始まった時期や受傷部位など事実関係に関する反射であれば，聞き逃し，聞き間違いがないかの確認となる。「もどかしいと感じているんですね」といったように，感情に関する反射であれば，患者は自身が感じていることを客観的に吟味でき，改めて自身の心情を理解することにつながる。

(2) 言い換え

　言い換えとは，患者が話した言葉を別の言葉に置き換えて伝える技法である。看護師が言い換えた言葉を通して，患者は自身の発言を少し違った角度から感じ，考えることができる。言い換えは使い方によっては，ネガティブな認知をポジティブまたはニュートラルな認知に修正するリフレーミング技法としても使うことができる。具体的には，「私はいつも優柔不断で」と話す患者に対して，「色んな可能性を考えた上で決断しようとされているんですね」と看護師が伝えることで，患者は自身に対して新たな視点を獲得する契機となりうる。

(3) 明確化・焦点化

　明確化とは，患者が言葉に詰まり，なかなか話が進まない時に，看護

師が代わりに話題をはっきりさせる技法である。沈黙は患者が気持ちを整理したり，考えをまとめる時間として有意義ではある。しかし，話を展開させることに患者が難しさを感じていると判断した場合は，「～ということを話したいと考えているのでしょうか」，「もしかしたら，悲しい気持ちを感じておられるのでしょうか」と看護師が明確化することで，患者は話の内容や，自身の気持ちや考えを理解できるようになる。

　類似した技法に焦点化がある。これは“話しすぎる”患者に対しても有効である。話したいことが多い患者だと，話題が次々に飛んでしまうこともある。そうした時に，「先ほど，退院後の生活が不安と話されていましたが，もう少し具体的に教えていただけますか」と看護師が焦点化することで，患者の話を拡散させずに展開することができる。

(4) 要　約

　要約とは，患者が話してきたことの要点をまとめて伝える技法である。多くの話題，内容が展開された看護面接の主要なポイントをまとめることで，患者は問題点の整理や，重要な話題の再認識ができる。また，看護面接の最後に行うことで，患者と看護師の間で理解に齟齬がないか確認することができる。

(3) 質問技法

　看護面接では，聴くだけではなく尋ねるスキル（質問技法）も求められる。質問の仕方には大別して2種類がある（**表3-1**）。

　1つ目は，開かれた質問（open ended question）である。これは「気分はどうですか」や「治療法に関してどのようにお考えですか」のように，対象が自由に気持ちや考えを答えられる質問技法である。開かれた質問は面接の初期段階で用いられることが多く，患者は自身にとって重要に感じている事柄や話したい事柄を自由に話すことができる。看護師にとっても患者視点の情報を広く収集することができる。一方で，曖昧

表 3-1　質問技法の長所と短所

	開かれた質問	閉ざされた質問
患者の返答	自由に気持ちや考えを話せる。	「はい」や「いいえ」で答えられる。
長　所	看護師は多くの情報を収集できる。患者は自身が重要に感じていることや話したいことを話せる。	看護師は知りたい情報を収集しやすい。患者は回答の負担が少ない。
短　所	曖昧な尋ね方になると，患者は回答に拒否的になったり，困惑したりする。	得られる情報が限定的になる。患者は受け身になりやすい。

な尋ね方になってしまうと，患者は何をどう答えればよいか困惑してしまうこともある。また，面接の初期段階は関係構築が十分ではない時期でもあるので，開かれた質問に対して防衛的になり，返答に非協力的な患者もいるかもしれない。開かれた質問で理由を尋ねたい時は，「なぜこんなことをしたんですか」，「なぜやらなかったんですか」など，「なぜ（why）」は避けた方がよい。「なぜ」と問われた人は自分が責められていると感じがちだからである。理由を尋ねる際は「どのようにしてその行動をしようと決めたのですか」や「それをしなかった決め手は何かありましたか」といったように，how や what を用いる。

　2つ目は，閉ざされた質問（closed question）である。これは「腹痛はありますか」や「朝食は摂りましたか」のように，対象が「はい」か「いいえ」で答えられる質問技法である。閉ざされた質問は，患者にとって回答の負担感が比較的軽い（答えやすい）という利点があり，看護師にとって患者から収集したい情報，内容が限定されている時に用いやすい。一方で，閉ざされた質問だけで構成された面接は，詰問，尋問のような雰囲気になり，患者は受け身になりがちである。また，看護師の得たい情報は収集できるかもしれないが，得られる情報量は限定的となる。

　開かれた質問と閉ざされた質問にはそれぞれ長所と短所があることを

理解し，用いるタイミングや患者の様子を加味した上で適切な質問技法を選択する。

(4) 自己開示

　自己開示とは，個人的な考えや価値観，経験などを他者に共有することである。患者中心の看護面接を考えた場合，看護師が自己開示することは躊躇われるかもしれない。しかし，看護師の適度な自己開示によって，患者が自分のことを受け入れてくれているという感覚を高めたり（心理的安全性），患者自身も自己開示しやすくなる（自己開示の返報性），といった効果が期待できる。看護師の自己開示はそれ自体が目的なのではなく，それが患者にとって手助けになるかどうかを判断する必要がある[2]。

3. 多職種連携／患者家族とのコミュニケーション

　看護師が患者と良好な関係を築いていくためには，他の医療従事者との連携や，患者家族とのコミュニケーションも重要な役割を担っている。

(1) 多職種連携のためのコミュニケーション

　医療機関には看護師以外にも医師や薬剤師など，多様な専門職が勤務している。こうした異なる専門職からなるチームのメンバー，あるいは異なる機関・施設が，サービス利用者（患者・家族）の利益を第一に，総合的・包括的な保健医療福祉ケアを提供するために，相互尊重，互恵関係による協働実践を行うこと，またその方法・過程[4]を「多職種連携（interprofessional work）」と呼ぶ。また，厚生労働省[5]は，医療に従事する多種多様な医療スタッフが，おのおの高い専門性を前提に，目的と情報を共有し，業務を分担しつつも互いに連携・補完し合い，患者の状況に的確に対応した医療を提供する，「チーム医療」を推進している。

　こうした多職種連携，チーム医療の詳細は第15章で詳述されている

が，コミュニケーションの観点から留意すべきは多職種間で意見が一致しない場合である。常日頃からお互いの人間性や専門性を理解し，信頼関係の構築に努める必要があることは言うまでもないが，それでも職種が違えば意見が異なることも起こりうる。その場合のコミュニケーションでは，客観的事実や状況を正確に共有する，相手の意見も理解しようと努める，看護師としての専門性に基づく意見ははっきり伝える，意見の共通点や類似点を探すといった姿勢が求められる。かかわるすべての人が完全に納得することは難しいかもしれないが，チームとして否定的・批判的にならず，責任を押し付け合わず，かといってひとりで抱え込まない雰囲気をめざす。

(2) 患者家族とのコミュニケーション

　患者家族は，患者の身体的，心理的サポートを担う重要な存在であり，患者家族と看護師が良好な関係を築くことは，患者のケアにもよい影響を与えうる。患者家族とのコミュニケーションには，患者家族からニーズがあって看護師が応じることもあれば，看護師側にニーズがあって患者家族とのコミュニケーションの機会を設定することもある。いずれにしても，患者は誰を「家族」と見ているのか，キーパーソンは誰かを確認する必要がある[1]。

　患者家族側にニーズがあってコミュニケーションを取るのは，患者本人に代わって看護師に伝えておきたい情報がある場合や，看護師から主治医などの他の医療従事者に伝えてほしい情報がある場合などが想定される。この時，患者家族と協働関係を形成するために，まずは伝えてくれたことに対する敬意と感謝を言葉や態度で示す。そして，今回のことが患者の同意を得た上で行われているのかを確認する。同意を得ているのであれば何ら問題はないが，得ていないとしたら慎重な対応が求められる。なぜなら，患者に内密に他の関係者間で情報のやり取りが進んで

いけば，患者の意に反した方向で看護，医療が進む危険性があるし，患者が不信感を抱くことにもつながりかねないからである。したがって，患者家族からの情報提供がある場合は，患者の同意取得を前提とする。ただし，障害などの影響で患者本人とコミュニケーションを取ることが難しい場合はその限りではない。

　看護師側にニーズがあって患者家族とコミュニケーションを取るのは，家庭での患者の様子や，家族から見た患者像といった家族視点の情報を得たい場合や，患者家族にも知っておいてほしい情報を提供する場合などが想定される。これにより，患者本人からだけでは得られなかった幅広い情報を得られる。この時も，誰に，何を，どこまで伝えてよいか（伝えてほしくないか）を患者と確認し合い，同意取得のプロセスを経る。患者家族に情報提供，共有する際は，患者家族の疾患に対する理解度や考え，懸念事項などを確認しながら真摯に対応する。

　患者家族とのコミュニケーションを通じてめざすのは，患者に関する情報の取得，共有もさることながら，患者家族に「この医療従事者／医療機関に自身の家族を任せても大丈夫」と安心や信頼を感じてもらうことである。

4. コミュニケーションに難しさを抱える人への対応

　ここまで，さまざまな視点からコミュニケーションの在り方や技法をまとめてきた。最後に，障害や症状によってコミュニケーションを取ることに難しさを抱える人への対応をまとめる。いずれの場合も，看護師は患者がコミュニケーションにストレスを抱えやすいことを理解して対応する必要がある。

(1) 聴覚障害
　聴覚に障害があると「聞く」ことに難しさを抱えることとなる。聴覚

障害者とのコミュニケーションにはいくつかの方法がある。

　手話はもともと聴覚障害者との生活の中から生まれた方法であり，手や身体の動きによってコミュニケーションを取る。多様な情報を素早く伝達することができるが，手話の理解や表現には訓練が必要となる。筆談は読み書きができれば有効な手段となるが，時間がかかることや細かなニュアンスが伝わりにくいという難点がある。他にも補聴器に代表されるテクノロジーを用いた支援機器（assistive technology：AT）の活用も有効である。送信機（マイク）で集音した音を聞ける補聴システムや，音声認識技術を活用して音声情報を文字情報に変換できるアプリケーションなどもあり，より円滑なコミュニケーションの一助となっている。

（2）発話に関する機能障害

　脳，筋肉の損傷や手術の影響などによって機能障害がある場合，会話内容の理解はできても，自身の考え，感情，意思などを発話によって表現することが難しくなる。

　発話に難しさを抱えている患者は，それが高次脳機能障害による失語症なのか，筋力低下などによる運動障害性構音障害なのかのアセスメントが重要となる。前者は損傷部位により症状は異なるが，ゆっくり話しかけることや理解しやすい言葉に言い換えることなどの配慮が必要である。後者は言語聴覚士の指導による機能回復をめざしたリハビリを行う。

　機能障害は訓練や治療によって改善されることもあるが，障害が重度であれば，機器を用いたコミュニケーションが有効となる。具体的には，筆談，文字や絵の描かれたボードの活用，メールやSNSを通じたやりとりなどがあげられる。また，喉頭摘出手術を受けた患者は電気式人工喉頭やシャント発声といった器具を用いた代替コミュニケーション手段がある。加えて，意思の伝達に関してもさまざまなATが開発さ

れている。重度障害者用意思伝達装置では，身体や視線のわずかな動き
をセンサーが感知し，文章の作成や合成音声による発声が可能となって
いる。また，喉頭摘出者には，術前に自身の声を録音しておき，声を失
った後も AI を活用して，簡単な文字入力で自身の声の音声合成ができ
るシステムが開発されている。

(3) 精神障害／発達障害

　精神障害や発達障害によって意思の疎通に難しさを抱える患者もい
る。ここでは一例として，気分障害の抑うつ状態と自閉スペクトラム症
を取り上げる。ただし，これらの障害はコミュニケーションの特徴の個
別性が高いため，個々の患者の状態に応じた対応が求められる。

　抑うつ状態にある患者は，気分の落ち込みや意欲の減退といった症状
を呈しており，否定的な認知に陥りやすい。抑うつ状態の患者は，看護
師が行動変容や目標設定の声掛けをしたとしても，それをプレッシャー
に感じたり，「達成できない自分はダメな人間だ」と自己否定感が高ま
るかもしれない。したがって，患者が自身の気分や状態を表現できるよ
うな受容的な雰囲気を作り，実現可能な目標を一緒に考えていく。特に
過度な励ましは控え，重要な決断は重度の抑うつ状態では先送りすべき
である。また，そもそも人とコミュニケーションを取ることに強い負担
を感じている場合もあるので，その場合は休養をしっかり取れるよう，
無理のない時間や頻度で接することを心がける。

　自閉スペクトラム症のある患者は，相手の表情や気持ちを読み取るこ
とや自身の気持ちを表現することに不得手さを抱えている。重度の知的
障害を伴わない場合は言語的コミュニケーションを取ることはできる
が，婉曲表現，社交辞令，冗談が理解できなかったり，「でき次第で」
や「できるだけ早く」といった曖昧な表現を解釈できずに混乱してしま
うこともある。したがって，指示は具体的な表現で行い，話す（聴覚）

以外にもメモを渡す（視覚）など複数のチャンネルを用いたコミュニケーションが望ましい。また，言葉がけに対して無反応や素っ気ない対応の時もあるかもしれないが，叱責や矯正しすぎるのではなく，その人のコミュニケーションの取り方やこだわりを尊重し，理解する姿勢も求められる。

学習課題

1. 「治療的ではないコミュニケーション（患者に不快感を与える）」にはどのようなものがあるか，考えてみよう。
2. 家族や友人に患者役になってもらい，開かれた質問と閉ざされた質問を使い分けながら，患者の病態や心情に関する情報を収集してみよう。
3. 他の医療従事者や患者家族とコミュニケーションを取る際の留意点をまとめてみよう。

引用文献

1) 篠崎惠美子，藤井徹也：看護コミュニケーション（第2版）：基礎から学ぶスキルとトレーニング，医学書院，2022
2) 河村奈美子，星美和子編：看護の治療的コミュニケーションと心のケア：実践力を高めるワークブック，大学教育出版，2021
3) 下山晴彦，大塚雄作，遠藤利彦，他編：誠信 心理学辞典［新版］，誠信書房，2014
4) 田村由美：なぜ今 IPW が必要なのか，看護実践の科学，35，41-47，2010
5) 厚生労働省：チーム医療の推進について（チーム医療の推進に関する検討会報告書）平成22年3月19日，https://www.mhlw.go.jp/shingi/2010/03/dl/s0319-9a.pdf（2023年1月31日アクセス）

参考文献

・畠山卓也編：看護師のための精神科でのコミュニケーションとケア，ナツメ社，2021
・石川ひろの：保健医療専門職のためのヘルスコミュニケーション学入門，大修館書店，2020
・川野雅資編：実践に生かす看護コミュニケーション，学研メディカル秀潤社，2003
・川野雅資編：会話分析でわかる看護師のコミュニケーション技術，中央法規，2018
・松尾ミヨ子，城生弘美，習田明裕，他編：基礎看護技術Ⅰ：コミュニケーション/看護の展開/ヘルスアセスメント，メディカ出版，2021
・Riley JB.（渡部富栄訳）：看護のコミュニケーション（第5版），エルゼビア・ジャパン，2007
・諏訪茂樹編：看護のためのコミュニケーションと人間関係：アクティブ・ラーニングで身につける技術と感性，中央法規，2019

4 | 医療・看護における情報と ICT

瀬戸　僚馬

《**目標＆ポイント**》
1. 情報やデータの概念を説明できる。
2. 情報通信技術（ICT）の発達によって，社会がどのように変化してきたか
   説明できる。
3. 医療施設の業務を支援するために，また医療制度を維持するために，ど
   のように ICT が活用されているか説明できる。
4. 看護実践を標準化されたデータとして蓄積し，そのデータを活用する方
   法を説明できる。
5. 医療・看護における情報活用がもたらす負の側面と，これに対応するた
   めの方法を説明できる。
《**キーワード**》 情報，インターネット，ネットワーク，看護用語の標準化

1. 情報とデータの概念

(1) 情報・データの概念

　「情報とは何か」という命題には，さまざまな答えがある。生命体や
社会におけるあらゆる現象はもれなく情報として表現することが可能で
あるから，「情報」という言葉を用いる場面や状況を限定することは困
難である。それだけに，情報の定義に関しては人文科学的なもの，自然
科学的なもの，社会科学的なものなどが乱立しているし，これらの何れ
が正しくて他が間違っているということも困難である。

　そこで本章では，業務に情報やデータを用いるという使途に着目し
て，2 人の研究者による情報の概念整理をあげておく。

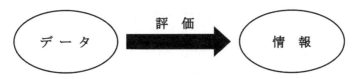

図4-1　マクドノウの説明によるデータと情報の関係

　アドリアン・マクドノウ（McDonough A.M.）は，『情報の経済学と経営システム』[1]という著書の中で，情報を「特定の状況における価値が評価されたデータ」と説明している（**図4-1**）。すなわち，データと情報が対の概念とされている。これは臨床的にはわかりやすい説明である。たとえば「体温 37.2℃」というバイタルサインのデータがあった時に，それだけでは患者の状態がまったくわからない。同じデータであっても，前後の患者状態によって「発熱」かもしれないし，逆に「解熱」かもしれない。すなわちデータは情報に変換可能な存在であり，この変換を人が行う場合もあれば，判断条件が明確であればコンピュータに任せることも可能である。データを情報に変換する思考プロセスは，看護過程における「アセスメント」の中核的存在である。

　次にクロード・シャノン（Shannon C.E.）は，数理モデルを用いて，情報を「不確実性を減少させるもの」と説明した。数式による説明は参考文献に譲るが，大まかにいえば A という値を構成する要素が X と Y である時，X ないし Y の情報量を増やすと A を推定しやすくなるようなイメージである。これも臨床的にはなじみのある話であり，たとえば CRP（C 反応性タンパク）だけでは症状の強弱しか判別できなくても，これに白血球値を加えるとその原因をアセスメントしやすくなるような例である。

　すなわち看護職者をはじめとする多くの医療従事者は，臨床業務のなかで，データを情報に変換すること，その情報を臨床判断に活かすこと

を日常的に行っている。そうすることが，より適切な臨床判断につながるからである。

(2) 情報の先有傾向をふまえたデータの重要性

　ただし，データを情報に変換するのはあくまで人間である。したがって，複数人に同じデータを与えても，全員が同じ情報に変換するとは限らない。たとえば身長と体重から BMI（body mass index）を求めるというデータの処理であれば，その算出式は定義されているので誰でも同じ値を導くであろう。しかし，その値を「肥満」と判定する基準は国によって異なるし，仮に「肥満」であってもどの程度積極的な介入をするかは医療従事者によってばらつきが出てくる。このばらつきを減らすために後述する「標準化」という手法が用いられるが，それでもばらつき自体をなくすことは不可能である。

　この現象は「先有傾向」という概念で説明できる。データを情報に変換するにあたって，その人が先に有していた価値観や態度によってばらつきが生じるという人間が元来もつ傾向である。たとえば体感温度が同じであっても，それを感じた人が暑がりであれば「暑い」，寒がりであれば「寒い」と評価する。そして評価された「暑い」「寒い」という情報だけが独り歩きして空調が調整されるといった事象が，社会では頻繁に発生する。

　だからこそ，社会生活や経済活動のなかでもデータはきわめて重要視される。たとえば小売業であれば，ポイントカードなどを通じて顧客単位での売り上げデータを管理し，これをもとに顧客の動向を把握したり，その動向をふまえた販売促進を行ったりすることが営業活動の基本である。またスポーツにおいても，スコアカードなどを通じて自チームの選手の傾向を把握するとともに，公開資料をもとに対戦するチームの

傾向を把握して，自チームが有利となるように作戦を組み立てることも基本である。いずれの場合も勘や経験をもとに活動を行っていくことも可能ではあるが，より効率的に売り上げを増やしたり，試合に勝利したりするためには，データを活用して先有傾向に基づく思い込みを排除することが欠かせないのである。

　なお，誰にでも情報の先有傾向がある以上，情報伝達を繰り返す（いわゆる「伝言ゲーム」）ことでさらに情報のばらつきは大きくなる。よって情報伝達は本質的に不確実なものであり，それ故に多くの人と何かを共有するためにはデータが重要になるという側面もある。

2. 情報通信技術（ICT）の発達

(1) データを保存する技術の進化

　人がデータを共有するためのもっとも基本的な技術は，"文字"である。古代の文字（絵文字）は紀元前 3,500 年頃に存在しており，当時は文字を保存するために石や粘土板に刻むという方法が用いられた。その後，紀元前 105 年頃には紙を用いる方法が定着しはじめた。現在の技術でも，文字を保存するもっとも簡便な媒体は紙であるから，社会生活のなかで書類や書籍が多用されていることは周知のとおりである。

　しかし現代では，これらの物理媒体がなくても，電子媒体を用いてデータを保存する方法が開発された。たとえば「放送」という文字は，Unicode という国際的な規格を用いて，日本語圏でないところでも ¥u653e¥u9001 というコードで表現することができる。

　ICT（information and communication tecnology：情報通信技術）の発展によってデジタルデータが普及することにより，文字データ（テキストデータ）に限らず，画像データや音声データなど多様なデータをその種類ごとに保存し，活用することが可能になった。たとえば音声デー

タを音楽プレイヤーにダウンロードすることで，CDなどを買いに行か
なくても自分の好きな音楽を聴くことができる。

　デジタルデータには，保存するための物理的な場所を取らずに大容量
のデータを保存できるという特徴がある。たとえばA4サイズ
（210×297×0.1 mm）の紙に記載できるのは，表裏を合わせても2,500
文字程度（テキストデータで約5KB）である。しかし，その1/10の体
積に過ぎない64GBのmicroSD^{TM}カード（11×15×1 mm）には，紙
の100億倍以上のデータを格納できる。

　このように保存する場所を取らないという利点は，医療分野でも重視
されている。たとえば電子カルテシステムを導入することによって，紙
の診療録を保管する場所を削減できることはもとより，外来診察に合わ
せて診療録を出庫する作業が不要となったことも大きな変化である。

(2) データを送り届ける技術の進化

　このような「保存する場所を取らない」という特性は，デジタルデー
タをどこにでも容易に送り届ける技術があって成立する。その基盤とな
るのが，ネットワーク技術である。

　データを送り届ける（これを「伝送」という）ためには，当然ながら
伝送先を特定することが必要である。そのため，住所さえ書けば世界中
のどこにでも郵便物を届けることができるのと同様に，ネットワーク上
の住所を示すことが必要であり，これを「IPアドレス（internet pro-
tocol address）」という。このIPアドレスは，ネットワークに接続され
ている機器（パソコン，プリンターなど）が必ずもつものであり，あら
かじめネットワーク管理者が指定する場合もあれば，ネットワークへの
接続を管理する機器（ルーターなど）が自動で割りあてる場合もある。

　このネットワークの範囲には，広い順に，インターネット，WAN

(wide area network) および LAN（local area network）がある。イ
ンターネットは，世界中に張りめぐらされたネットワークである。これに
対し，LAN は事業所内など限られた範囲で使用するネットワークであ
る。たとえば同じ会社の支社間を接続する場合などは，LAN 同士を広
域で接続する WAN を用いることになる。

　インターネットは，その接続範囲の広さから利便性が高い一方で，同
時に，世界中から侵入されるリスクも併せもつことになる。このため多
くの病院では，電子カルテシステムなどを施設内 LAN のみで運用して
いることが多い。しかし，地域医療連携やメンテナンスのために一部の
端末をインターネットに接続することもあり，これらを侵入経路として
サイバー攻撃を受けた事例もみられる。また，訪問看護ステーションな
ど在宅医療を担う施設では居宅から患者情報にアクセスする必要がある
し，診療所においても外注先の検査センターと検査結果を共有する必要
があるなど，施設内を閉域の LAN にとどめることには限界もある。さ
らに，睡眠時無呼吸症候群の患者に対する在宅持続陽圧呼吸療法のよう
に，居宅と施設を結んで医療を提供する例も増えてきた。よって，医療
分野においても施設内 LAN にとどめるよりは，むしろ伝送先を広げる
利点に着目する方向に転換しつつある。

(3) Society 4.0 から Society 5.0 への進化

　現在は，Society 3.0 から Society 4.0 への転換を終え，さらに Socie-
ty 5.0 に進化を遂げている段階である。Society 5.0 とは，科学技術基
本法に基づいて国が定めた第 5 期科学技術基本計画で提唱された社会像
である（**図 4-2**）。

　わが国では 2000 年代にインターネットが普及し，これと併せてコン
ピュータや携帯電話などの端末が一気に普及していった。そこで情報社

66

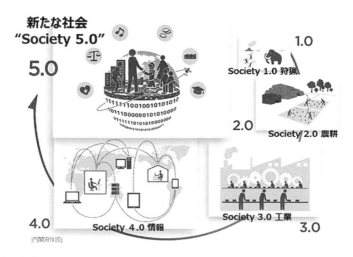

出典：内閣府『Society 5.0, https://www8.cao.go.jp/cstp/society5_0/』（2023 年 3 月 30 日アクセス）より転載

図 4-2　内閣府による Society5.0 のイメージ

会が成立していったが，今なおこれらの端末を操作したり，判断をするのは人間であった。これをセンサーやカメラなどをネットワークに接続して自動認識する「モノのインターネット（Internet of Things：IoT）」技術を用いて多量のデジタルデータを発生させるとともに，これらのデータを人工知能（artificial intelligence：AI）を用いて機械的に判断する技術が徐々に増えてきた。

　たとえばタクシーの位置情報を GPS（global positioning system）を用いて把握し，顧客が指定した時間が近づくと近隣の車両に自動的に配車指示を行うようなシステムはすでに実装され，社会で活用されている。このようなシステムが進化すると，もはや人間が処理できない種類・量のデジタルデータを AI などが処理することが常態になり，現在とは異なる社会像になると予測されている。

　ここで AI は，最適化を前提に判断を行う点に留意が必要である。疾病の治療をはじめとした健康増進の視点であれば，死亡を 0，完全に健康な状態を 1 とした効用値を極大化することを目的にするので，その目的を達するための最適な介入を示すことはある程度可能である。しかし，生活なり人生においては同様の概念はなく，あくまで「本人の主観的な良い状態」をめざすことになるから，これを支援しようとすると第三者が効用値を最大化するための判断を行うことはきわめて難しくなる。たとえば「新聞を読むためにデイルームに行きたい」と患者が発言した場合に，看護職者としては健康増進という保健医療の視点を併せてデイルームに連れていくことを考えるが，患者の要望を満たすだけであれば新聞をベッドサイドに届ければ済んでしまう。この例のように健康増進と「本人の主観的な良い状態」を両立できる場合であれば最適化の判断を行える余地はあるが，両者が対立する場合もあるだろう。こうした場面で，どちらを優先すれば患者によっての well-being となるのかは，明確な答えを見出しにくい。

3. 医療施設における情報通信技術（ICT）の活用

（1）電子カルテの普及とその意義

　わが国の医療施設に電子カルテシステムなどの医療情報システムが普及し始めた契機は，2001 年に閣議決定された「今後の経済財政運営及び経済社会の構造改革に関する基本方針」[2] にさかのぼる。同方針には，「医療機関経営の近代化・効率化」の一環として「医療サービスの IT 化の促進，電子カルテ，電子レセプトの推進により，医療機関運営コストの削減を推進する」と明記されている。したがって，わが国で電子カルテシステムが増えてきた時期と，DPC（Diagnosis Procedure Combination）対象病院が増えてきた時期は，2012 年頃まではかなり重

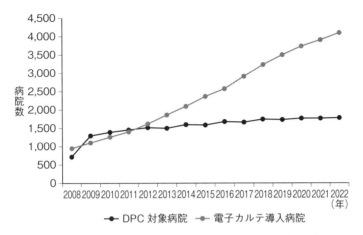

出典：DPC 対象病院数は厚生労働省：『DPC 対象病院・準備病院の規模（令和4年4月1日）見込み，https://www.mhlw.go.jp/content/12404000/000945194.pdf』，電子カルテ導入病院数は保健医療福祉情報システム工業会（JAHIS）『導入調査，https://www.jahis.jp/action/id=57?contents_type=23』（ともに 2023 年 8 月 17 日アクセス）をもとに作成

図 4-3　DPC 対象病院と電子カルテ導入病院の推移

　なっている。電子カルテシステムを用いると，クリニカルパスに組み込んだセットオーダーの活用によって，処方や検査などの指示を効率的に発行できるようになる。DPC/PDPS（Per-Diem Payment System）［診断群分類別包括支払制度］においては，処方や検査を適正化することが不可欠であるから，その手段として電子カルテシステムを導入する必要性が高かったといえよう（**図 4-3**）。

　ところで「電子カルテ」と「紙媒体の診療記録」を対に考えるのであれば，電子カルテとは紙を用いない診療記録にほかならない。しかし，わが国で完全にペーパレスを達成した病院は見当たらない。わが国の医療制度（診療報酬制度を含む）では，紙媒体の存在を前提にした書式が少なくないうえに，技術的課題や経済合理性の面からも，ある程度は紙媒体を残したほうが合理的だからである。

そこで2003年に日本医療情報学会は「電子カルテの定義に関する日本医療情報学会の見解」[3]を公表し，電子カルテの機能要件として「すべての業種目はカバーしなくても，多くの業種についてオーダ通信システムおよびオーダ結果参照システムが稼動し，それぞれの業種についての診療録情報の基本となっていること」や，「診療録を構成するすべての情報種はカバーしないが，多くの情報種について同時に多個所で，迅速に，充分に古いものも参照できる」ことなどを掲げている。

なお，カルテ（Karte）というドイツ語にはカードや地図などの意味があるが，必ずしも日本語の「診療録」とは一致しない。診療録とは，医師が診療に関する事項を記載するものであって（医師法第24条），看護記録や検査所見記録などの「診療に関する諸記録」（医療法第21条）は含んでいない。他方，電子カルテは，医師法上の診療録と，医療法上の「診療に関する諸記録」を含んだものを指していることが一般的である。むしろ，紙媒体のカルテでは医師，看護師，リハビリテーションの各職種などがそれぞれ異なる様式の記録を用いていたところ，電子カルテでは各職種の記録を時系列的に統合したうえで，必要に応じて職種を切り替えて表示することが可能である。このように各職種の情報を一元化でき，チーム医療を推進できることは，電子カルテの大きな意義である。

(2) 病院情報システムの全体像（図4-4）

ただし病院の業務は，電子カルテを稼働されるための情報システム（電子カルテシステム）だけでは成立しない。診療録や看護記録があくまで医師や看護師がそれぞれの業務を遂行するための記録であるのと同様に，主に電子カルテシステムを利用するのはこれらの医療従事者だからである。また，病院の業務には医師の指示に基づきつつも，委細は医師以外の医療従事者（いわゆるメディカル・スタッフ）に委ねるものも

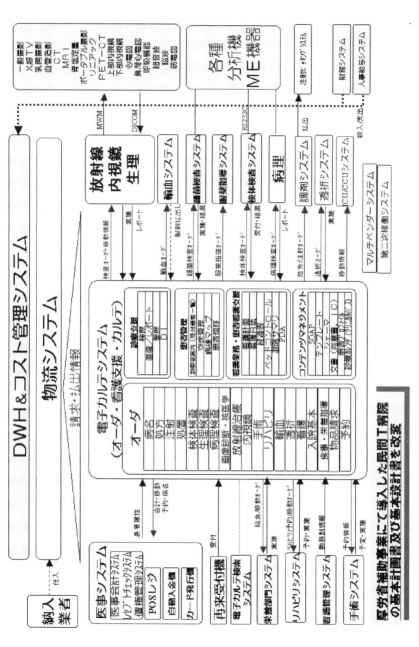

図 4-4　一般的な病院情報システムの構成

出典：阿曽沼元博，梅里良正，小出大介，他『電子カルテシステムが医療及び医療機関に与える効果及び影響に関する研究（報告）』標準的電子カルテ推進委員会資料．厚生労働省．https://www.mhlw.go.jp/shingi/2005/03/s0303-8a.html」（2023 年 3 月 28 日アクセス）より転載

多い。たとえば医師が食事箋を発行してエネルギー量や塩分など栄養成分ごとの摂取量を指示したとしても，実際の献立は管理栄養士が決定するような場面である。この場面では献立まで電子カルテに記載されることはないが，管理栄養士としては献立情報がなければ栄養成分ごとの摂取量を管理できない。このようにチーム医療全体で共有する必要はないものの，各部門の専門職には欠かせない情報は，電子カルテシステムから切り離して各部門の部門システムで管理することになる。放射線部門や検査部門の部門システムのように，撮影装置（モダリティ）や検体分析装置など医療機器と連動することも，部門システムの大きな役割である。その結果，病院には電子カルテシステムを中核にさまざまな部門システムが存在することになり，これらの総称を「病院情報システム」という。

　このような病院情報システムをつなぐうえで，医事会計システムが重要な役割を果たす。病院に来院した患者が最初に立ち寄るところは受付であり，ここで患者が健康保険被保険者証を呈示する。よって患者の氏名，生年月日，性別，住所，保険情報などの患者基本情報は，医事部門の事務職員が「医事会計システム」に登録するし，同システムによって患者番号が付番される。よって患者基本情報を管理することについては，電子カルテシステムよりも医事会計システムが所掌することになる。

　また，病院内で行われた診療行為のデータは，電子カルテシステムだけでなく，部門システムからも生成される。たとえば医師が検体検査を指示する場面では，看護師が採血して，それを臨床検査技師が分析装置にかけて検査結果を医師に報告する工程を経て，初めて検査業務が成立する。この場合，医師の段階では「指示」，看護師の段階では「検体採取」というデータしか発生しないので，臨床検査技師の段階で「検体受付」ないし「結果報告」というデータが発生した段階で，初めて患者に

検査料を請求することになる。したがって，医事会計システムに対して検査を実施したことを通知するのは，電子カルテシステムではなく，検査部門システムになる。このようにみると，病院内で行われたあらゆる診療行為のデータは，最終的には医事会計システムに集約されることになる。このデータを，病院はオンラインまたは電子媒体（CD-RやDVD-R）によって保険者に提出し，診療報酬の支払いを受けることになる。

　このように，医事会計システムは病院が情報を管理する最初の工程である患者基本情報を司り，他方で電子カルテシステムやさまざまな部門システムから最後の工程である請求データを集約する立ち位置にあることから，部門システムではあっても，病院情報システムの中核的な存在と位置づけられている。

(3) レセプト情報の活用

　病院や診療所などの保険医療機関は，医事会計システムに集約された請求データをとりまとめ，月に1回保険者に提出することとされている。ただし，全国には保険請求を行う病院や診療所が93,884施設あり（2020年10月現在）[4]，やはり全国に3,237機関ある保険者[5]に請求データを提出することは，診療報酬の審査や支払い手続きを行ううえであまりに効率が悪い。このため，保険医療機関と保険者の間には「審査支払機関」が入ってとりまとめを行うこととされている。審査支払機関には，社会保険診療報酬支払基金（支払基金）と国民健康保険団体連合会（国保連合会）の2つがある。よってわが国で行われた保険診療に関するデータは，すべて両団体に集約されることになる。

　さらに2008年には，高齢者の医療の確保に関する法律によって40歳以上の医療保険加入者には保険者の責任で特定健康診査（特定健診）を

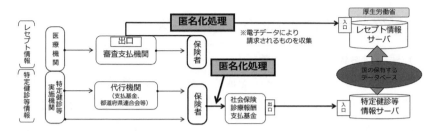

出典：厚生労働省老健局・保険局『NDB，介護 DB 等の役割と解析基盤について，平成 30 年 5 月 16 日，2018，https://www.mhlw.go.jp/file/05-shingikai-12401000-hokenkyoku-soumuk-a/0000206673.pdf』（2023 年 7 月 28 日アクセス）より一部抜粋

図 4-5　レセプト情報・特定健診等情報データベース(NDB)システムのデータ収集経路

行うこととなったため，その特定健診の結果データも両団体が集約している。

　国は，これらのデータを匿名化し「レセプト情報・特定健診等情報データベースシステム（National Database：NDB）」として運用している（**図 4-5**）。NDB は政策立案や学術研究などに幅広く用いられるデータベースであるが，その一部は「NDB オープンデータ」として広く公開されている[6]。たとえば 2020 年度のレセプト情報をもとにした第 7 回 NDB オープンデータによると，もっとも薬価の総額が高かった内服薬（外来）は「ツムラ大建中湯エキス顆粒（914,221,845 円）」であり，「レバミピド錠 100mg『オーツカ』（681,926,715 円）」「ミヤ BM 錠（651,223,296 円）」が続くことなどが明らかになっている。

　このようなデータ基盤は，国にとっては医療費適正化計画の作成に用いるなど（高齢者の医療の確保に関する法律第 16 条），医療制度を維持するために用いられる。他方で，各病院では自院で行っている医療の状況を他病院と比較するベンチマークなどに活用し，医療の質向上や経営改善に役立てることができる。

4. 看護分野の標準化とデータベース

(1) 医療における標準化活動

　NDB のようなデータベースを成立させるには，蓄積されるデータの形式が統一されている必要がある。医療従事者などの人間は「ECG」「EKG」「心電図」が同義語であることを容易に認識できる。ちなみに，ECG には心電図のほかに「類上皮細胞肉芽腫（epithelioid cell granuloma)」という意味もあるが，どちらを指すかは文脈から明らかである。しかし，コンピュータはこうした認識が苦手である。

　そこでコンピュータでデータを管理する際には，そのまま単語を用いるのではなく，その単語を指すコードを用いることが一般的である。診療報酬制度では，同じ「心電図」であっても 12 誘導検査は D208，ホルター型心電図は D210，心電図モニターでは D220 というコードを記録することとされている。一言で心電図といっても複数の種類が存在するが，コードを用いることで文脈に頼らなくても意図するところのずれを回避することができる。このため，たとえばコンビニエンスストアなどの小売店で用いられるバーコードについても JAN コード（Japanese Article Number）という規格が定められ，事業者コード，アイテムコードが定義されている。

　よって医療分野においても，標準的なコード体系を整備することはきわめて重要である。このため厚生労働省では「保健医療情報分野における標準規格（厚生労働省標準規格）」を定め，「医薬品 HOT コードマスター」や「ICD10 対応標準病名マスター」など，さまざまな専門領域のコードを定義している。これらの規格は，国が医療情報システム開発センター（Medical Information System Development Center：MEDIS-DC）に委託して開発しているものと，専門領域の学会などが自主的に

開発しているものがある。各団体が開発した規格は，医療情報標準化推進協議会（Health Information and Communication Standards Organization：HELICS協議会）での審査を経て，さらに国の保健医療情報標準化会議での審議を経て厚生労働省標準規格として定められる。これらの規格は，厚生労働省医政局長通知により「現在のところ，医療機関等に対し，その実装を強制するものではないが，標準化推進の意義を十分考慮することを求めるもの」とされている[7]。

(2) 看護領域における標準規格

　看護領域における厚生労働省標準規格としては，国の委託によりMEDIS-DCが開発した「看護実践用語標準マスター」[8]が存在する。このマスターは「看護行為編」と「看護観察編」に分けて構築されており，電子カルテシステムにおいて看護計画を立案したり，その計画を実施したことを記録する目的で利用されている。また，クリニカルパスに組み込むなど看護職者に限らず利用されている。

　看護行為編は，4階層に分かれて看護行為を表現する（**図4-6**）[8]。看護行為は主に第3階層に表現され，第1〜2階層はカテゴリーを表す。また，第4階層は修飾語を表す。たとえば1200003の「入浴　継続的観察」は，継続的な観察を通じて入浴を介助すること（いわゆる「入浴の見守り」）を示している。

　看護観察編は，観察項目と，その観察結果を対にして表現する（**図4-7**）[8]。たとえば31000038の1は「便性状」が「普通便」であったことを示している。観察結果の表現は，便性状のように選択肢のなかから選ぶ列挙型のほか，血圧のような数値型，さらにコメントを入力する文字型で構成されている。

　このほか，厚生労働省は2022年に「訪問看護計画等標準仕様」[9]を策

看護実践用語標準マスター（スタンダードケア）

管理番号	第1階層識別番号	第1階層ケア/ループ名称	第1階層の定義	第2階層識別番号	第2階層ケア/ループ名称	第2階層の定義	第3階層識別番号	第3階層（記載例）行為名称	第3階層の定義	第4階層識別番号	第4階層（記載例）修飾語	第4階層の定義・説明・解説
12000635	A001	日常生活ケア	患者の人間としての基本的ニーズを満たし、生命・生活・尊厳を維持するためのケア	B001	清潔ケア	医療等の物理的・化学的手法を用いて、皮膚および粘膜の清潔を保ち、血行促進・保湿を目的とするケア	C001	入浴	患者の状態に合わせて、頭や身体を拭いて、さらに全身の清潔を保ち血行促進のために、湯船につかることを介助するケア	D000		
12000001	A001			B001			C001			D001	全介助	
12000002	A001			B001			C001			D002	部分介助	
12000003	A001			B001			C001			D003	継続的観察	
12000004	A001			B001			C001			D004	断続的観察	
12001131	A001			B001			C001			D384	全介助（循環器機器）	
12001132	A001			B001			C001			D385	全介助（性溶機器）	
12001133	A001			B001			C001			D386	全介助（リフト）	
12001134	A001			B001			C001			D387	全介助（訪問入浴）	
12001135	A001			B001			C001			D388	全介助（個別浴槽）	

出典：医療情報システム開発センター「看護実践用語標準マスター」, https://www2.medis.or.jp/master/kango/index.html]8）（2023年3月30日アクセス）より引用

図 4-6　看護実践用語標準マスター（看護行為編）の例

観察名称管理番号	観察名称	焦点	部位	位置	その他	評価基準	結果管理番号	表現タイプ	単位	結果1	結果2	結果3	結果4	結果5	結果6	結果7	結果8	結果9	結果10	〜	結果18	観察名称2
31000038	便性状	排便				便性状	31000038R	昇順型		普通便	硬便	軟便	泥状便	水様便	粘稠便	脂肪性便	不消化便	粘稠	タール便			便性状
31000039	嘔吐量	嘔気・嘔吐				嘔吐量	31000039R	昇順型		少量	中等量	多量										嘔吐量
31000040	嘔吐量	嘔気・嘔吐				嘔吐量	31000040R	数値型	mL	9999												嘔吐量　mL
31000053	発赤	発赤				発赤	31000053R	昇順型		-	±	+	++									発赤
31000428	発赤範囲	発赤				範囲	31000428R	2進値型	縦cm×横cm	999.9	999.9												発赤範囲
31000427	発赤部位	発赤				部位	31000427R	文字型		ニメント												発赤部位

出典：医療情報システム開発センター「看護実践用語標準マスター」, https://www2.medis.or.jp/master/kango/index.html]8）（2023年3月30日アクセス）より引用

図 4-7　看護実践用語標準マスター（看護観察編）の例

定した。これは訪問看護ステーション，かかりつけ医，ケアマネジャーが電子的な情報連携を行うために必要となるフォーマットなどの標準的な仕様を定めるもので，訪問看護計画書，訪問看護報告書，訪問看護記録書 I，訪問看護記録書 II などを電子的に記述する仕様が定義されている。たとえば訪問看護記録書 II の項目番号 355 は「利用者の状態（病状）－心身の機能－皮膚の状態」とされており，ここは自由記述で記載することとされているが，同時に「厚生労働省標準規格等の標準的なコード値を任意で取り込むことも可能」とも定義され，前述の看護実践用語標準マスターを取り込むことが想定されている。

　なお，わが国をはじめ多くの国で用いられている「疾病，傷害および死因の統計分類（International Statistical Classification of Diseases and Related Health Problems：ICD）」は世界保健機関（World Health Organization：WHO）が開発したもので，この関連分類として看護実践国際分類（International Classification for Nursing Practice：ICNP）も国際的には存在する。ただし，ICD が統計法に基づき総務大臣が告示する規格であるのに対し，ICNP はこうした告示や，厚生労働省標準規格としての採択は行われていない。また，日本看護協会が 2006 年に『ICNP（R）（看護実践国際分類）第 1 版［日本語版］』[10] を刊行したものの，この和訳作業は継続されていない。したがって，わが国で法的あるいは行政的な手続きを経た看護領域の標準規格は，決して多くないのが現状である。

(3) 看護に関するデータベース

　看護に関する標準化活動が部分的なものにとどまっていることは，看護に関するデータを蓄積するうえでも大きな影響を及ぼす。

　たとえば日本看護協会では「労働と看護の質向上のためのデータベー

ス（Database for improvement of Nursing Quality and Labor：DiNQL）」[11]を運営しており，そこには尿道カテーテルの留置率や抜去率という項目がある。この割合を求めるうえで，留置を行った事実は医事データに蓄積されているので，明らかにすることも容易である。しかし，診療報酬制度では「留置」しか算定の対象にならず，それを「管理」や「抜去」しても算定の対象にならない。よって，これらの行為は標準的なデータとしては蓄積されにくい。看護実践用語標準マスターには，自己抜去防止など患者安全の観点から尿道カテーテルの管理を表すコードは存在するが，それがデータとして蓄積されているかは別の問題である。このように看護行為の多くはただちに診療報酬と直結しているわけではないので，診療やケアのなかでデータが蓄積されにくいという特徴がある。

　診療やケアを遂行するために診療情報を利用することを，「診療情報の一次利用」という。遂行するために必要な手続きもここに含まれるので，たとえば診療報酬の請求業務も一次利用に該当する。診療やケアの対象者に必要な範囲を超えて利用することを，「診療情報の二次利用」という。たとえばクリニカルパスのバリアンス分析は，その分析自体が当該患者の診療やケアに反映されるわけではないので，二次利用に該当する。二次利用するデータは，一次利用されていることが前提である。あらかじめ評価を受ける目的でデータを蓄積することは，医療現場にとっては入力負荷が生じるし，よりよい評価を受けようという誘引が生じてデータの信頼性が棄損されるからである。こうした一次利用を伴う二次利用データのことを「リアルワールドデータ（real world data：RWD）」という。

　そのなかで，先述の「訪問看護計画等標準仕様」は看護領域では数少ないRWDのひとつでもある。病院においても，2022年に保健医療福

祉情報システム工業会（Japan Association of Healthcare Information System Industry：JAHIS）が「JAHIS 看護データセット適用ガイド 看護行為編」[12]を策定した。これは看護実践用語標準マスターで表現された看護行為を，RWD として蓄積できる技術的仕様である。

　看護領域における RWD の蓄積がまだ道半ばである一方で，医療全体を見渡すと RWD の活用はかなり普及しつつある。2018 年には医療分野の研究開発に資するための匿名加工医療情報に関する法律（次世代医療基盤法）が施行され，病院などの医療施設が認定匿名加工事業者に電子カルテシステムやレセプトなどの RWD を引き渡し，これを匿名加工したうえでさまざまな形で利用できるようになった。また，自ら RWD をもとに匿名加工情報を作成し，民間事業者に第三者提供する医療施設も増えている。こうした取り組みが，法令名の略称にもあるように次世代の医療を切り拓く基盤になると期待されている。

5. 医療・看護の情報通信技術（ICT）活用に伴う負の側面とその対応

(1) 科学技術と ELSI

　科学技術の進歩によって新たな製品やサービスが生み出される際には，その光の面と同時に，影の面を考慮することも必要である。たとえば大量生産技術が開発されて商品価格が低下することは消費者の利益に資するが，その技術が環境破壊を伴うものであるならば，将来の消費者は不利益を被ることになるかもしれない。このような問題意識から，科学技術を社会に適用する際には，倫理的・法的・社会的課題（Ethical, Legal and Social Issues/Implications：ELSI）についても考慮することが求められるようになった。1988 年頃からアメリカで提唱された概念だが，わが国でも 2006 年に政府が策定した第 3 期科学技術基本計画に

盛り込まれた。

　たとえば採用試験を受ける際に，受験者があらかじめ入力した情報を AI で分析することによって，その受験者が入社後に早期退職するリスクを推定した事例がある。この事例を問題視する意味もあったが，よりよいマッチングを行ううえで当然に許容されるとの意見もあった。社会が発展すれば価値観が多様になることは当然であり，こうした技術実装の適否を簡単に判断することが難しくなる。

　とりわけ ICT が発展し，コンピュータを用いて大容量のデータを処理することに伴ってさまざまな課題が明らかになったことから，1997 年にリチャード・セバーソン（Severson R.）が「情報倫理の 4 原則」を提唱した。この原則とは，「①知的財産の尊重」「②プライバシーの尊重」「③公正な（情報）表示」「④害悪の回避」と 4 つの論点を示したものである13)。これらは現実的な問題に立脚しており，①では知的財産権の侵害（違法アップロードなど），②では未同意での第三者提供や強引な同意取得，③ではデータの改ざんや意図的に誤認を生む表現，④では不適切な管理による個人情報の漏えいなどが生じるようになった。このような事象はただちに違法行為とはいえない場合もあるが，それでも人々が共生するうえで望ましくない行為であることも事実であるから，ガイドラインなど法令以外の社会規範も活用した対応が執られている。

(2) プライバシーと個人情報保護

　プライバシー権という概念は，アメリカでは少なくとも 1890 年には存在していた14)。人は誰でも個人として尊重されるという慣習法のもとで，何とかかわりをもち，何とかかわりをもたないかは，個人で決めるべき事項だと考えられる。そうだとすれば「誰かにかかわりをもたないでもらうこと」，すなわちプライベートを確保することは当然の権利

になる。もっとも何かと関係性をもつことについて個人の自由を尊重する概念は，19世紀末の時点では必ずしも普遍的な価値観ではなかった。わが国では1898年に民法が制定されたが，そこでは「戸主」という概念が採用され，戸主によって個人の自由が制限される場面もあった。日本国憲法第13条では「個人として尊重」および「自由及び幸福追求に対する国民の権利については，公共の福祉に反しない限り，立法その他の国政の上で，最大の尊重」と個人の自由と幸福追求を尊重することを明記しており，わが国におけるプライバシー権の土台となった。

　もっとも，プライバシー権はあまりに幅が広い概念である。また，個人の権利に焦点を当てているため，データや情報の活用に伴う公共の利益や，組織における情報を取り扱いには十分に言及できていない面もある。たとえば，鉄道事故などの大規模な災害で多くの死傷者が発生した時に，その安否情報までプライバシーとして保護することは必ずしも妥当とはいえない。そこで「個人情報の保護に関する法律（個人情報保護法）」を定め，そもそも個人情報とは何かを定義するとともに，その個人情報の取得，第三者提供，安全管理措置，開示の請求など個人情報取扱事業者が守るべきルールも定めた。

　もちろん，個人情報保護法で定めている事項はどの業種であっても共有する事項であるから，医療分野での細かい運用までは定められていない。そこで国では『医療・介護関係事業者における個人情報の適切な取扱いのためのガイダンス』[15]を刊行している。たとえば診療情報を第三者に提供する場合には本人の同意が必要になるところ，死亡した患者からは当然ながら同意を取れない。個人情報保護法では個人情報取扱事業者の義務は生存する個人に関する情報に限定されているので，このような場面での取り扱いは法的な定めがないことになる。そこでガイダンスでは「患者・利用者が死亡した際に，遺族から診療経過，診療情報や介

護関係の諸記録について照会が行われた場合，医療・介護関係事業者は，患者・利用者本人の生前の意思，名誉等を十分に尊重しつつ，特段の配慮が求められる」と示している。つまり一般論として故人に関する個人情報の第三者提供は近しい遺族に限られるべきだが，故人の明確な意思表示があれば，それに従う選択肢も考慮することになる。

(3) 医療における情報セキュリティ

　個人情報を保護することは個人の権利利益を保護することであると同時に，これらを取り扱う組織の権利利益を保護することでもある。また，インターネットなどネットワーク上の社会（サイバー空間）でも事件や事故は後を絶たないので，実社会（フィジカル空間）の事件や事故に対して防犯や交通安全のための取り組みと同様の対策が必要である。具体的には，マルウェアと呼ばれるコンピュータやネットワークに悪影響を及ぼすソフトウェアや，端末に不正アクセスする人が存在するなど，情報セキュリティ上の問題は後を絶たない。特に病院においては，対価を要求する不正なソフトウェア（ランサムウェア）によって病院内のデータが暗号化され，電子カルテシステムを使用できないなどの重大な事案が増加している。

　情報セキュリティには，機密性，完全性，可用性という3要素がある。機密性とは，許可された人だけが情報にアクセスできる（＝許可されていない人は参照や書き換えができない）ことをいう。完全性とは，その情報が改ざん，消去，あるいは破壊されていないことをいう。可用性とは，許可された人が，必要時にいつでも情報にアクセスできることをいう。ランサムウェアの事案では，許可されていない人に侵入され（機密性の阻害），データが破壊され（完全性の阻害），よって許可された人が必要な時に情報にアクセスできず（可用性の阻害），よって3要

素のすべてが阻害されたことになる。

　こうした問題に対して，医療分野に特化した情報セキュリティ上の措置は，国が策定した「医療情報システムの安全管理に関するガイドライン」[16]にまとめられている。これは個人情報保護法に基づいて医療施設が安全管理措置を取るうえで準拠すべき基準でもあるし，医師法や医療法によって保存が義務づけられた診療記録についての保存方法の基準という位置づけもある。従来のガイドラインでは，医療施設にはさまざまな措置を取ることを求めており，まずは運用管理規程の整備などの「組織的安全管理措置」，次に入退室管理や盗難防止などの「物理的安全措置」，さらに利用者認証や不正ソフトウェア対策などの「技術的安全措置」，最後に教育訓練や雇用契約に守秘・非開示条項を盛り込むなどの「人的安全措置」を求めてきた。もっとも，同ガイドラインは医療情報システム管理者向けの内容であり，利用者にとっては難解な面もある。そこで日本医療情報学会では人的安全措置に資することを目的に「病院情報システムの利用者心得解説書」[17]を公開しており，そこでは「業務途中で止むを得ず端末から離れる際は，他者が利用できない状態にする」などの日常業務に即した内容が盛り込まれている。4 種類の措置はいずれが欠けても情報セキュリティを守れなくなるおそれがあるため，医療施設に勤務するすべての職員がセキュリティに対する危機感と対策に必要な知識をもつことが求められている。

学習課題

1. ICT の発展によって，看護業務がどのように変化するのか考え，あなたの意見を述べてください。
2. 看護業務に関するデータを蓄積するために，どのような取り組みが行われているか説明してください。

3. 看護における ICT の活用において，ELSI の観点で課題をあげてください。

引用文献

1) McDonough AM（長阪精三郎，他訳）：情報の経済学と経営システム，好学社，1966
2) 「今後の経済財政運営及び経済社会の構造改革に関する基本方針」について，https://www.mhlw.go.jp/shingi/2002/01/dl/s0116-2c.pdf（2023 年 3 月 29 日アクセス）
3) 日本医療情報学会：電子カルテの定義に関する日本医療情報学会の見解，2003，https://www.jami.jp/medicalFields/Documents/eKarte.pdf（2023 年 3 月 28 日アクセス）
4) 前田由美子：かかりつけ医機能を担う拠点としての診療所の動向─「医療施設（静態・動態）調査」から，日医総研リサーチ・レポート No.131，2，2022
5) 厚生労働省：わが国の医療制度の概要，我が国の医療保険について，https://www.mhlw.go.jp/stf/seisakunitsuite/bunya/kenkou_iryou/iryouhoken/iryouhoken01/index.html（2023 年 3 月 28 日アクセス）
6) 厚生労働省：【NDB】NDB オープンデータ，https://www.mhlw.go.jp/stf/seisakunitsuite/bunya/0000177182.html（2023 年 3 月 29 日アクセス）
7) 医療情報標準化協議会（HELICS 協議会）：厚生労働省標準規格について，http://helics.umin.ac.jp/MhlwTsuuchi.html（2023 年 3 月 30 日アクセス）
8) 医療情報システム開発センター：看護実践用語標準マスター，https://www2.medis.or.jp/master/kango/index.html（2023 年 3 月 30 日アクセス）
9) 厚生労働省老健局：訪問看護計画等標準仕様，厚生労働省，2022，https://www.mhlw.go.jp/content/12300000/000981625.pdf（2023 年 3 月 30 日アクセス）
10) 国際看護師協会編（日本看護協会「看護実践国際分類第 1 版日本語版作成ワーキンググループ」監訳）：ICNP（R）（看護実践国際分類）第 1 版［日本語版］，日本看護協会出版会，2006

11) 日本看護協会：DiNQL，https://www.nurse.or.jp/nursing/database/index. html（2023年3月30日アクセス）

12) 保健医療福祉情報システム工業会：JAHIS看護データセット適用ガイド 看護行為編，Ver.1.0，2022，https://www.jahis.jp/standard/detail/id=839（2023年3月30日アクセス）

13) Severson R：Ethical Principles for the Information Age, 1st Edition, Routledge, 1997

14) Warren SD, Brandeis LD：The Right to Privacy, Harvard Law Review 4(5), 193-220, 1890

15) 個人情報保護委員会：医療・介護関係事業者における個人情報の適切な取扱いのためのガイダンス，厚生労働省，平成29年4月14日（令和4年3月一部改正），https://www.mhlw.go.jp/content/000909511.pdf（2023年3月30日アクセス）

16) 厚生労働省：医療情報システムの安全管理に関するガイドライン 第6.0版（令和5年5月）第5.2版→第6.0版項目移行対応表，https://www.mhlw.go.jp/stf/shingi/0000516275_00006.html（2023年7月1日アクセス）

17) 日本医療情報学会医療情報技師育成部会：「病院情報システムの利用者心得」解説書(ver2.1)，日本医療情報学会，2022，https://www.jami.jp/jadite/new/hospital/kokoroe.html（2023年3月30日アクセス）

5 | 医療情報システムと記録

瀬戸　僚馬

《**目標＆ポイント**》
1. 看護記録を含めた診療記録の臨床的な意義と，制度上の位置づけを説明
   できる。
2. 看護記録を含めた診療記録を適切に記載するうえで，留意すべき点を説
   明できる。
3. 医療への主体的参画の観点から，患者による記録の活用方法を説明でき
   る。
4. 地域包括ケアシステムを推進する観点から，地域で医療・介護情報を共
   有するための情報システムについて説明できる。

《**キーワード**》　診療情報，診療記録，看護記録，電子カルテ，情報ネットワーク

1. 診療記録の目的と位置づけ

(1) 医療情報と診療情報

　医療情報（biomedical/health information）とは何かを一言で言い表
すことは非常に難しい。たとえば，現代の技術では腕に着けたスマート
ウォッチで脈拍を測定することができるが，これも使い方によっては不
整脈の検知など医療目的で使用できる。また，感染症の流行によって体
表温度を測定する装置が街の至るところに置かれるようになったが，こ
れも顔認証技術を用いて特定の人物の体表温度を時系列的に把握できる
ようになった。さらに道端で落ちている毛髪や，唾液が付着した廃棄物
でさえ，個人を特定することが可能な DNA（deoxyribonucleic acid：

デオキシリボ核酸）資料としての利用価値が生ずることもある。すなわち私たちの生活は，常に医療情報に囲まれているという見方も成立する。

　これでは幅が広すぎて議論しにくいので，医療情報を取り扱う学問（広義の医療情報学；Biomedical and Health Informatics）の分野では，これを細胞単位の学問（生物情報学；Bioinformatics），ヒト単位の学問（狭義の医療情報学；Medical/Clinical Informatics），集団単位の学問（公衆衛生情報学；Public Health informatics）に分類した（**図5-1**）。

　この狭義の医療情報学（Medical/Clinical informacs）のうち，特に医療制度において診療記録として扱われる情報を「診療情報」と呼び，その活用や管理を考える学問を「診療情報学」と呼ぶことが多い。

　それでは診療情報とは何かというと，その定義は必ずしも明確ではない。紙媒体の診療録が主流だった時代には，診療記録は冊子体として形

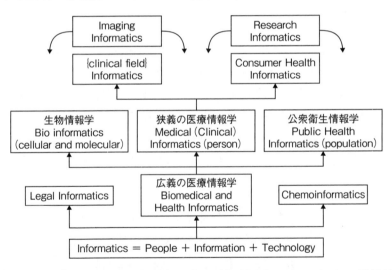

出典：Hersh W『A stimulus to define informatics and health information technology, BMC Med Inform Decis Mak, 9：24, 2009』より許諾を得て引用し改変

図5-1　医療情報学の分類

がある物だったので，そこに含まれている情報といえば概ね説明がついた。しかし，今日では電子カルテシステムなどの病院情報システムが普及しており，そこに含まれる患者のデータすべてとなると，一時的な保存にとどまるメモ書き的なデータや，システム管理のために保存しているログデータなども含まれることになって，範囲が広すぎる。よって診療情報とは，紙媒体か電子媒体を問わず，あくまで診療に直接的に用いる情報と考えるのが自然である。

　よって実務においては，診療情報の定義を，やや間接的ではあるが診療記録開示制度における定義に求めることが一般的である。これは国が2003（平成15）年に発出した「診療情報の提供などに関する指針（平成15年9月12日付，医政発第0912001号，厚生労働省医政局長通知）」を根拠とする。同指針では，診療情報および診療記録を，次のように定義している。

○「診療情報」とは，診療の過程で，患者の身体状況，病状，治療等について，医療従事者が知り得た情報をいう。

○「診療記録」とは，診療録，処方せん，手術記録，看護記録，検査所見記録，エックス線写真，紹介状，退院した患者に係る入院期間中の診療経過の要約その他の診療の過程で患者の身体状況，病状，治療等について作成，記録又は保存された書類，画像等の記録をいう。

　この診療記録に記載された記録種は，おおむね，医師法に基づく診療録および医療法に基づく「診療に関する諸記録」と一致する。すなわち，診療の過程で知り得た患者の状況，病状，治療は，診療録や「診療に関する諸記録」に記載されるから，そこに記された情報が診療情報だということになる。

(2)　看護記録と看護情報

　看護記録についても，その定義は必ずしも明確でない。まず法的位置づけとしては，医療法は「診療に関する諸記録」の一部で，「診療情報の提供等に関する指針」においては診療記録の一部と位置づけられる。

　この法的位置づけで，医師が記載する診療録と，看護師が記載する看護記録には，大きな違いがある。診療録は，医師法第 24 条第 1 項により「医師は，<u>診療をしたときは</u>，遅滞なく診療に関する事項を診療録に記載しなければならない」と，診療時にはもれなく診療録を記載する方法（都度記載）を義務づけている。そのうえで，同条第 2 項により 5 年間の保存を求めている。これに対し看護記録には，看護を行った時にもれなく記載することを義務づけた法令は存在しない。医療法第 21 条第 1 項第 9 号などでは看護記録を含む「診療に関する諸記録」を 2 年間保存することを求めているが，これは記載した記録を保存する規定であって，保存義務があるから当然に記載義務があるということにはならない。

　もっとも，医師と看護師とでは，患者との接点が大きく異なる。医師の場合は，外来診察や病棟回診などある程度まとまった時間を単位として診療が行われるので，この単位ごとに診療録を記載することは実務上も可能だし，そこで診療方針が変化する可能性があるため，チーム医療において記録を通じて情報共有する必要性もある。他方，看護師の場合は，患者との接点が長い場合もあるが，きわめて短い時間での接点を，多頻度にもつことが多いという業務特性がある。この細かい接点ごとに膨大な情報が発生するが，その都度看護記録の記載を義務づけるというのは，実務的には困難だし，断片的な診療情報を記載し続けるとチーム医療をむしろ混乱させかねない。そのため看護記録の場合は，必要に応じて記載する方法（必要時記載）がとられることになる。

　先述のように看護師は患者との接点が短時間・多頻度になりがちであるから，先述の「診療情報の提供等に関する指針」を看護情報にあてはめると，看護情報はきわめて広範なものになる。すなわち「看護の過程で，患者の身体状況，病状，治療等について，看護師が知り得た情報」とはきわめて膨大なものであり，そのすべてを看護記録に残すことはほとんど不可能である。よって看護記録を記載するには何らかの方針を定め，その方針に沿って看護情報を集約し，体系的な記録を作り上げていくことが必要である。そこで患者の健康に関する問題をあげて論点を明確にし，その論点に沿って診療記録を記載する記録手法（問題志向型診療記録，problem oriented medical record：POMR）などが開発され，活用されている。

　もっとも医療法では，看護記録にどのようなものが含まれるのかは定義されていない。ただし診療報酬制度においては，入院基本料の施設基準のなかで「入院基本料に係る看護記録」に関する基準が定められている。

入院基本料に係る看護記録[1]

　入院基本料の届出を行った病棟においては，看護体制の1単位ごとに次に掲げる記録がなされている必要がある。ただし，その様式，名称等は各保険医療機関が適当とする方法で差し支えない。

1　患者の個人記録

（1）経過記録

　個々の患者について観察した事項及び実施した看護の内容等を看護要員が記録するもの。

　ただし，病状安定期においては診療録の温度表等に状態の記載欄を設け，その要点を記録する程度でもよい。

(2) 看護計画に関する記録

　個々の患者について，計画的に適切な看護を行うため，看護の目標，具体的な看護の方法及び評価等を記録するもの。

2　看護業務の計画に関する記録

(1) 看護業務の管理に関する記録

　患者の移動，特別な問題を持つ患者の状態及び特に行われた診療等に関する概要，看護要員の勤務状況並びに勤務交代に際して申し送る必要のある事項等を各勤務帯ごとに記録するもの。

(2) 看護業務の計画に関する記録

　看護要員の勤務計画及び業務分担並びに看護師，准看護師の受け持ち患者割当等について看護チームごとに掲げておくもの。看護職員を適正に配置するための患者の状態に関する評価の記録。

　ただし同基準での看護記録は，診療記録としての看護記録よりも幅が広くなっている。「看護業務の計画に関する記録」には，いわゆる勤務計画表や病棟管理日誌などが含まれているが，これらは医療法上「看護記録」というより「入院患者及び外来患者の数を明らかにする帳簿」（医療法施行規則第 20 条第 10 項）に近い面もある。このように看護計画という言葉は，医療制度においても若干の幅をもった概念で用いられている。

　日本看護協会においては，2018（平成 30）年に「看護記録に関する指針」[2]を刊行しており，「看護記録とは，あらゆる場で看護実践を行うすべての看護職の看護実践の一連の過程を記録したものである」と説明している。その具体的な様式には，基礎情報（データベース），看護計画，経過記録，要約（サマリー）の 4 種類が掲げられている（**表 5-1**）。すなわち実務的な意味合いにおいては，看護記録とは診療記録の構成要

表 5-1　看護記録の様式

基礎情報 （データベース）	看護を必要とする人の病歴や現在の治療，使用薬剤，アレルギー，さらに，身体的，精神的，社会的，スピリチュアルな側面の情報などを記載したものである。
看護計画	看護を必要とする人の健康問題と期待する成果，期待する成果を得るための個別的な看護実践の計画を記載したものである。
経過記録	看護を必要とする人の意向や訴え，健康問題，治療・処置，看護実践などの経過を記載したものである。
要約 （サマリー）	看護を必要とする人の健康問題の経過，情報を要約したものである。

出典：日本看護協会『看護記録に関する指針，日本看護協会，2018，https://www.nurse.or.jp/nursing/home/publication/pdf/guideline/nursing_record.pdf』[2]より引用，一部改変

素を指すことが一般的である。

　なお，さまざまな看護記録の概念において，看護記録は必ずしも看護師が書くものとは限定されていない。まず「入院基本料に関する看護記録」において，経過記録は「看護要員が記録するもの」とされており，看護職者（保健師・助産師・看護師・准看護師）に加えて看護補助者が含まれることが明記されている。また，介護施設においては看護記録と同様に介護記録が存在し，両者を厳密に分けることが困難な場合も多い。さらに看護記録を参照する職種はさらに幅広く，これらの職種に加え医師や薬剤師なども日常的に看護記録を利用する。このため看護記録は看護職者だけでなく，多くの職種による利用が定着しつつある。

2. 診療記録の意義と記載上の留意点

(1) 診療記録の意義

　医療情報には一次利用と二次利用があり（第4章参照），それぞれが個人に対する責任，社会に対する責任を果たすうえで重要である。日本診療情報管理学会では，2017（平成29）年に「診療情報の記載指針」[3]を公表し，そのなかで「今後の診療情報記録の基本的考え方と視点」を

整理した。また，日本看護協会が2018年に公表した「看護記録の記載指針」のなかでも，同種の整理を行っている。当然ながら，両者の説明はほぼ同じ趣旨である。

　まず診療記録には，行った医療行為を示すという性質がある。医療は身体に対する侵襲が伴うので，行った行為の正当性を記録に示すことはきわめて重要である。また，患者にはその記録を閲覧する権利があるし，医療従事者には行った行為の正当性に対する説明責任（アカウンタビリティ）がある。たとえば鏡視下手術のようにカメラの使用を前提とした医療場面では，その動画も記録の一部を構成し得る。しかし，看護実践において動画を撮影できる場面はほとんどないので，どうしても文字による記録が中心になる。このため医療事故が起きて看護職者が適切な対応を行っていたが争点になった時は，看護記録への記載が事実認定の拠りどころとなる傾向にある。たとえば吸引などをルーティンで行っていたとしても，その都度実施した記録がなければ「同記載の限度を超えて，吸引がされた回数及び時刻を明確にすることはできない」と判断されている（平成18年3月6日東京地裁判決，平成15年（ワ）第17379号）。

　次に，チーム医療に活かすことも診療記録の大きな意義である。看護実践の継続性と一貫性を担保するためには，看護職者間にとどまらず，医師や介護職者など他の職種とも情報共有することが不可欠である。昨今では電子カルテシステムが普及したことに伴い，部署や職種が異なる環境であっても，診療情報を容易に閲覧できるようになった。また，チーム医療とは必ずしも1つの病院にとどまるとは限らない。複数の施設で看護実践の継続性と一貫性を担保するには，医療情報連携ネットワークを通じてより広域に情報共有することも有意義である。

　このようなアカウンタビリティやチーム医療は，その記録の対象者の

表5-2　診療記録・看護記録の意義

	診療情報の記載指針[3]	看護記録に関する指針[2]
アカウンタ ビリティ	(1) 適正な医療を実施し説明責任を果たしていることを示すという視点 (2) 患者の個人情報であるという視点	(1) 看護実践を証明する
チーム医療	(1) チーム医療のために共有される記録・情報であるという視点	(2) 看護実践の継続性と一貫性を担保する
二次利用	(1) 医療の質的水準と安全性，および効率性を評価し，その向上を図るために活用するという視点 (2) 臨床医学研究と教育・研修に役立てるという視点	(3) 看護実践の評価および質の向上を図る

出典：日本看護協会『看護記録に関する指針，https://www.nurse.or.jp/nursing/home/publication/pdf/guideline/nursing_record.pdf』[2] および日本診療情報管理学会『診療情報の記載指針2021，https://jhim-e.com/pdf/data2021/recording_guide2021.pdf』[3] をもとに著者作成

診療に情報を用いる，すなわち一次利用の範囲である。これに対して質の評価や，教育や研究はただちにその患者の診療に影響を及ぼす訳ではないので，二次利用の範囲となる。ただし，二次利用をするために，アカウンタビリティやチーム医療に支障をきたすような診療情報の記載は本末転倒であるから，まずは適切な一次利用をめざしていくことが基本である（**表5-2**）。

(2) 看護記録記載上の留意点

　診療情報の一次利用を適正に行うことは，一次利用の目的であるアカウンタビリティを果たしたり，チーム医療を推進したりするうえで，きわめて重要である。

　よって「診療情報の記載指針」では，診療記録の記載にあたって，①診療の事実を情報として正確に記録する原則，②チーム医療の実践のために多職種で情報を共有する原則，③開示請求の対象となる公的文書であることを踏まえた原則，④診療情報として必要な記録が安全に管理さ

れ有効に活用される原則の 4 点を，記録の記載者に求めている。①には
「実施された診療・看護等の事実とその経過を，遅滞なく正確に記録して完了する」，②には「多職種が共有する情報であるという認識をもち，相互に理解可能な用語や表現を用いて記録し，一般的に通用しない造語や記号等は使用しない」などが含まれる。

　他方，「看護記録の記載指針」においても，「看護記録記載の基本」として①看護実践の一連の過程を記録する，②適時に記録する，③保健医療福祉サービスの提供に係る専門職・非専門職や看護を必要とする人と内容を共有できるよう記録する，の 3 点を掲げている。また，留意点として①正確性の確保，②責任の明確化，③看護記録記載の代行，④看護記録に使用する用語や略語の 4 点について，たとえば①では「記載内容の訂正をする場合，訂正した者，内容，日時がわかるように行う。さらに，訂正する前の記載は読み取れる形で残しておく」などの具体的な留意点を述べている。

　両指針の記載内容はおおむね同様であるが，「看護記録に関する指針」では，「適時に記録する」ことを求めている点が特徴的である。看護業務では間接業務が過大であり，その多くを記録が占めていることは各病院が行うタイムスタディなどの実態調査でよく指摘されるところである。同指針においても「看護記録は重要であるが，看護記録の作成に時間を要すると，看護実践に必要な時間を確保することが困難となる事態も生じかねない」との懸念が示されている。

3. 医療への患者参加と看護記録

(1) 診療情報開示に関する 2 つの考え方

　診療情報の開示については，個人情報の保護に関する法律（個人情報保護法）に基づく開示請求への対応という考え方と，インフォームド・

コンセントの一環としての説明要望への対応という考え方がある。2005
（平成 15）年に個人情報保護法が施行されるまでは，病院などの医療機
関が診療記録の開示に応じるか否かは，あくまで病院の裁量であった。
しかし同法が施行されたことにより，同法上の「保有個人情報データ」
である診療記録は，法に基づく開示請求の対象となった。

　個人情報保護法に基づく開示請求という方法が設けられる前は，患者
が診療記録の閲覧を希望しても，医療機関がこれに応じない場合もあっ
た。その場合，患者は民事訴訟を提起し，その訴訟のために証拠保全す
るという形で診療記録を閲覧するような事例も散見された（民事訴訟法
第 234 条）。しかし，訴訟という争いごとを前提とするのではなく，患
者と医療従事者の信頼関係を強める前提のなかで診療情報を共有した方
が，よりよい医療につながることは言うまでもない。

　医療法では「医師，歯科医師，薬剤師，看護師その他の医療の担い手
は，医療を提供するに当たり，適切な説明を行い，医療を受ける者の理
解を得るよう努めなければならない（第 1 条の 4 第 2 項）」と，医療従
事者に対してインフォームド・コンセントの努力義務を課している。こ
の考え方に沿えば，診療記録を見てもらうことも「適切な説明」の一形
態となり得る。よって，厚生労働省が定めた「診療記録の開示等に関す
る指針」においても，「インフォームド・コンセントの理念や個人情報
保護の考え方を踏まえ（中略）医療従事者等が診療情報を積極的に提供
することにより，患者等が疾病と診療内容を十分理解し，医療従事者と
患者等が共同して疾病を克服するなど，医療従事者等と患者等とのより
良い信頼関係を構築することを目的とする」と開示の臨床的意義を説明
している。同指針は医療機関に直接的な法的義務を課すものではない
が，仮に医療機関が同指針に基づく開示を拒んだとしても，個人情報保
護法に基づく開示を拒むことはできない。いずれにせよ医療機関として

は，開示請求があれば原則応じることになるので，ほとんどの場合は
「診療記録の開示等に関する指針」を根拠として開示を行う。

　なお，インフォームド・コンセントは患者の「知る権利」を担保する
手段のひとつだが，患者には「知らない権利」もある。よって同指針で
は，医療従事者は，患者が知らないでいたい希望を表明した場合には，
その希望を尊重することを求めている。また，患者の自由な申し立てを
阻害しないため，請求書面には開示理由の記載を求めないことや，開示
費用も社会通念上妥当な範囲にとどめることなども，同指針に盛り込ん
でいる。

(2) 患者参加型の看護記録

　診療記録を患者に閲覧してもらうことも患者参加の一形態ではある
が，さらにふみ込んだ考え方としては，診療記録そのものを患者ととも
に記載するという方法がある。看護記録においては，2000年頃から
「患者参加型看護計画」などの形で実践されるようになった。これは看
護過程における問題点（プログラム）や到達目標（アウトカム）などを
立案する段階で患者の意見や意向を求めてこれを看護計画に併記した
り，あるいは意見や意向を反映させたプロブレムやアウトカムを記載す
るという手法である。当初は転倒・転落リスクの共有など患者安全の目
的で用いられることが多かったが，やがて退院支援が必要な場面でも用
いられるようになった。

　こうした手法は医療への患者参加を促進するうえで一定の意義がある
ものの，まだ課題も多く残されている。まず患者参加という概念に医療
機関ごとにばらつきがあり，患者の主体性を尊重するというよりも，病
院では「事故防止のために名乗らせる」「薬剤を一緒に確認する」「既往
歴等を共有する」などの文脈で患者参加という言葉が用いられがちであ

る[4]。また，医療に参加したいという患者ばかりでなく，退院支援においても「また，再入院時など看護計画を看護師と一緒に検討することが当たり前と積極的に参加する患者がいる一方で，面倒であるとか，お任せなど患者の反応もさまざまな状況」という指摘もある[5]。すなわち「患者参加」が必ずしも患者からの主体的な参画であるとは限らず，医療従事者から協力を要請する文脈で用いられることも少なくない。

　ただし，2022（令和4）年に厚生労働省が策定した訪問看護計画等標準仕様においても，訪問看護記録書Ⅱに「利用者の意向等」という項目が盛り込まれた。特に回復期や慢性期においては，早期回復のように明確な到達目標ばかりではない。よって看護職者が患者の意向等を引き出し，これを診療記録に残すことには，アカウンタビリティの面でも，チーム医療の面でも，大きな意義がある。

(3) 市民みずから管理する診療情報と健康情報

　診療記録を開示することも，看護計画の作成に患者が参画することも，いずれも病院などの医療機関が診療情報を管理することが前提である。しかし，患者は1つの医療機関だけを利用するわけではないので，電子カルテ（electronic medical record：EMR）などで医療機関が管理し得る診療情報は，断片的なものにならざるを得ない。

　そこで複数の病院，診療所，調剤薬局，訪問看護ステーションなどをつなぐ形で，医療情報連携ネットワークを構築することがある。これは都道府県，二次医療圏，市町村などの地域単位で構築されており，その地域の実情に応じて自主的に運用されている。このネットワークで管理されている診療情報は，1つの医療機関で管理するものよりも幅が広くなるので，電子カルテと区別して電子健康記録（electronic health record：EHR）と呼ぶ。地域包括ケアシステムにおいては，1つの医療機

関で医療を完結するのではなく，患者の状態において多様な医療機関や
介護事業者が関与することが前提である。こうした場面では地域単位で
チーム医療を行うことになるので，情報共有は欠かせない。そこに事業
者間で情報共有するための基盤がないと各事業者が頻繁に情報提供を行
うことになるので，情報共有にタイムラグが生じることや，提供そのも
のが大きな業務負荷になるという課題が生じる。このため全国で 200 以
上の医療情報連携ネットワークが構築されているが，地域単位で分割さ
れすぎて他地域と情報共有しにくいという課題もある（**図 5-2**）[6]。

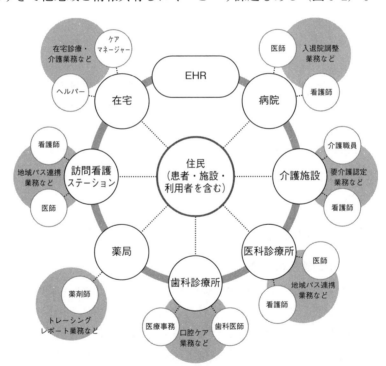

出典：株式会社ヘルスケアリレイションズ website[6]より許諾を得て引用改変

図 5-2　EHR のイメージ例

　さらに，疾病を有しているかにかかわらず，市民ひとりひとりが自ら健康情報を管理するという手法も存在する。たとえば健康診断を受けた際の結果，血圧計や万歩計など個人で所有している機器から取得したデータ，スポーツクラブでの活動履歴などを日頃からポータルサイトで管理し，場合によっては処方歴など診療情報と紐づけて管理することも可能なシステムである。こうしたシステムで管理する情報は，情報の発生源が市民個人であるという点が大きく異なることから，電子カルテやEHRとも区別して，パーソナルヘルスレコード（personal health record：PHR）と呼ぶ。

　もっとも，電子カルテ，EHR，PHRで管理する診療情報や，それ以外の健康情報には重複する部分もあるので，厳密に線引きすることは難しい。PHRについても，わが国では診療情報や健康情報を自己管理することが必ずしも定着している状況とはいえないので，まだ黎明期ではある。それでも2016（平成28）年の診療報酬改定では，調剤薬局で提示する「おくすり手帳」の携帯として紙媒体に加えて電子媒体が認められるなど，市民みずからがICTを活用して診療情報を管理する契機は増加している。

4. オンライン診療

(1) オンライン診療の概要

　オンライン診療とは，「遠隔医療のうち，医師－患者間において，情報通信機器を通して，患者の診察及び診断を行い診断結果の伝達や処方等の診療行為を，リアルタイムにより行う行為」と定義されている[7]。

　わが国の医療は，対面診療が原則とされている。厚生労働省の「オンライン診療の適切な実施に関する指針」においても，「医師－患者間の関係において，診療に当たり，医師が患者から必要な情報の提供を求め

たり，患者が医師の治療方針へ合意したりする際には，相互の信頼が必要となる。このため，『かかりつけの医師』にて行われることが基本であり，対面診療を適切に組み合わせて行うことが求められる」と明記されている。つまり，オンライン診療で初診を行うことは想定されていなかった。

　しかし新型コロナウイルス感染症の感染拡大によって，通常の対面診療を継続することが難しい状況に直面した。そこで厚生労働省では，感染拡大時の時限的・特例的な対応として，電話やオンラインによる診療を，初診から実施して差し支えないこととした。なお，感染拡大とともに SNS アカウントを通じた相談件数が増加するなど，こうしたサービスへの需要は高いことが明らかになっている[8]。その後 2022 年の診療報酬改定では，時限的・特例的な扱いとされていた初診時のオンライン診療が，恒常的なものとして初診料に盛り込まれた。

　なお，オンライン診療とは，診断や処方などが伴うものとされている。同指針によれば，「高血圧患者の血圧コントロールの確認」や「離島の患者を骨折疑いと診断し，ギプス固定などの処置の説明等を実施」などの例があげられている。診療であるから，診療録の記載義務が発生することも対面診療と変わらない。しかし実務においては，診療には至らない程度の会話を行う場面も頻繁にある。そこで同指針では，「発疹に対し問診を行い，『あなたはこの発疹の形状や色ですと蕁麻疹が疑われるので，皮膚科を受診してください』と勧奨する」ような場面は，診療ではなくオンライン受診勧奨と扱うとしている。

　さらに個別的な状態をふまえた診断など具体的判断は伴わない範囲で，単に相談に応じるという形もある。これは遠隔健康医療相談といい，医師以外の者が行うことも可能である（**図 5-3**）[7]。

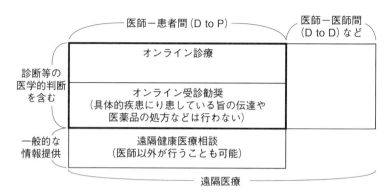

出典：厚生労働省『オンライン診療の適切な実施に関する指針．2023．https://www.mhlw.go.jp/content/001126064.pdf』[7] より引用，一部改変

図5-3　オンライン診療，オンライン受診勧奨，遠隔健康医療相談の関連

(2) オンライン診療などにおける看護職者の役割

　看護職者はもちろんオンライン診療や受診勧奨は行えないが，遠隔健康医療相談を行うことは可能である。上記の指針によれば，看護職者が行うのであれば「相談者個別の状態に応じた医師の判断を伴わない，医療に関する一般的な情報提供や受診勧奨（「発疹がある場合は皮膚科を受診してください」と勧奨する等）」の範囲とされている。

　また，看護職者がオンライン診療支援者として携わることも可能である。これは「医師－患者間のオンライン診療において，患者が情報通信機器の使用に慣れていない場合等に，その方法の説明など円滑なコミュニケーションを支援する者。家族であるか，看護師・介護福祉士等の医療・介護従事者であるかは問わない」とされている。もっとも看護職者が患者の居宅に行くのであれば，実務上は訪問看護として訪問するのが一般的であり，ならば単に情報通信機器の使用支援にとどまることもない。よって看護職者としての専門的な観察や，注射・処置などの医療行

為も併せて行うことになる。

　そこで同指針では「Doctor to Patient with Nurse（D to P with N）」という形態も行い得るとしている。これは「患者が看護師等といる場合のオンライン診療」といい，患者の同意のもと，オンライン診療時に，患者は看護師等が側にいる状態で診療を受け，医師は診療の補助行為を看護師等に指示することで，予測された範囲内における治療行為や予測されていない新たな症状等に対する検査が看護師等を介して可能となるものである。

　その他，2017（平成 29）年に厚生労働省が策定した「情報通信機器（ICT）を利用した死亡診断等ガイドライン」により，法医学などに関する一定の教育を受けた看護師が，医師が行う遠隔からの死亡診断などを支援し，死亡診断書の代筆を行う仕組みも創設されている。

学習課題

1. 看護記録と医師の診療録の法的な位置づけの違いを説明してください。
2. 患者が参画する形で記載される診療記録の形態にはどのようなものがあるかを説明してください。
3. オンライン診療などの遠隔医療を通じて，新たな看護の形がどのように変わるか，あなたの考えを述べてください。

引用文献

1) 厚生労働省保険局医療課長，他：基本診療料の施設基準等及びその届出に関する手続きの取扱いについて，保医発 0304 第 2 号，令和 4 年 3 月 4 日，2022，https://kouseikyoku.mhlw.go.jp/kyushu/000215074.pdf（2023 年 3 月 31 日アクセス）

2) 日本看護協会：看護記録に関する指針，日本看護協会，2018，
https://www.nurse.or.jp/nursing/home/publication/pdf/guideline/nursing_record.pdf（2023 年 4 月 3 日アクセス）

3) 日本診療情報管理学会：診療情報の記載指針 2021，日本診療情報管理学会，
2021，https://jhim-e.com/pdf/data2021/recording_guide2021.pdf（2023 年 3
月 31 日アクセス）

4) 飯田修平，他：「患者安全」と「患者参加」を考える，日本医療マネジメント
学会雑誌，2022

5) 平山妙子：看護計画を患者と共有する「患者参加型看護計画推進ガイドライ
ン」策定に向けて，看護，56（7），30-34，2004

6) ヘルスケアリレイションズ：統合医療介護連携システム CoEsse，https://www.
hcr.co.jp/coesse（2023 年 3 月 31 日アクセス）

7) 厚生労働省：オンライン診療の適切な実施に関する指針，2023，https://www.
mhlw.go.jp/content/001126064.pdf（2023 年 10 月 31 日アクセス）

8) 総務省：令和 2 年版 情報通信白書— ICT 白書 5G が促すデジタル変革と新た
な日常の構築，157-158，総務省，2020

6 | フィジカルアセスメント（1）
呼吸器系・循環器系

山内　豊明

《**目標＆ポイント**》　看護過程では収集した情報を評価し問題解決につなげて
いくアセスメントの重要性が高まっている。なかでも身体面のアセスメント
（フィジカルアセスメント）は生命維持と生活支援を任務とする看護活動の
根幹ともいえる技術である。本章ではバイタルサインの中核である「呼吸器
系」「循環器系」のアセスメントについて学習する。
《**キーワード**》　フィジカルイグザミネーション，バイタルサイン，呼吸音，
呼吸リズム，脈拍，血圧

1. フィジカルアセスメントの進め方

(1) フィジカルアセスメントとは

　フィジカルアセスメントという言葉はしばしば耳にしたことがあるで
あろう。「フィジカル」とは身体的なという意味である。これは身体そ
のもののこと，体に現れてくることをすべて含む。たとえば「体重が落
ちた」際に，身体そのものに理由がある例として，甲状腺機能亢進症の
ために甲状腺ホルモンが過剰となって基礎代謝が盛んになり，そのため
に体重が落ちた場合が考えられる。あるいは社会的な事情として，勤め
先の業績が不調なために自分自身の雇用が確保されるかが心配で食事が
ほとんど喉を通らず，結果として体重が落ちる場合もあり，この場合
は，根本は社会的な問題であるがメンタルに影響を与え身体に現れてく
るということになる。結局身体を通して現れる情報はすべて「フィジカ
ル」として扱うものである。

　次に「アセスメント」とは，そこで何が起こっているかを整理して，次にどのような行動に結びつけるか判断するための情報の収集・整理・活用である。情報はこれを用いるべしと与え授けられるものではない。どのような情報がどこまで必要なのか，あるいはどのような情報は不要なのか，必要であるとした場合にはどの程度まで必要なのかをまず自分で考えなければならない。

　それらを考えても，実際にその情報を手に入れる方法をもっていなければならない。この情報収集の技術がフィジカルイグザミネーションというものである。

　そしてただ情報を手に入れてもそれに意味づけをしなければならず，その意味づけから適切な判断としてまとめる必要がある。

　そこまでできていてもそのままであれば使い物にならないので，こう考えているということを他者にわかってもらうためには自分の頭の中身を表に出す必要がある。その際には出して終わりでなく，わかってもらって初めて意味を成すため，自分の頭の中身を他者と共有することが必要である。

　ここまでをやり通して初めて「フィジカルアセスメント」として成り立つことになる。

(2) 医療ケアの目的からのゴール設定

　そもそも医療ケアとは何をするものかを考えると，基本的には2つの「生」という字にかかわりをもつと考えられる。最終的には「生活を支える」のが医療ケアの目的であるが，それを達成するためにまずは「生きている」という状態を保たなければならず，いずれにしろ実存している身体について明確化する必要があることは間違いない。

　臨床の場面ではそれをどのように整理するのか，その整理のゴールは

どのようなものかが不可欠な観点である。たとえば適切な薬剤の処方をするためには病名を明確にする必要がある。肺炎としても細菌性の肺炎もあればウイルス性の肺炎もある。抗菌薬を使うならばそれは何菌による肺炎かという情報が必要であるが，肺炎患者の呼吸を楽にするケアを提供する場合には菌の種類にかかわらず，あるいは場合によっては細菌でもウイルスでもその呼吸の苦しさを緩和するケアが変わらないならば，むしろそのようなケアを必要とする状態であることを明確にすることがゴールになる可能性がある。しかしいずれにしろ身体そのもの，あるいは身体を通しての情報ソースについて目的をもって意図的にまとめるということには変わりがない。

(3) 生活・生命維持の階層性

　医療者はこの 2 つの「生」という字にかかわりをもつ。最終的に「暮らしを支える」必要があるが，その前提としては生き物としての「生命維持を確保」しなければならない。最終的に必要なことを全部していればいいというだけではなく，まずは生きていなければ始まらないというところがあり，ケア介入の順序性，階層性が適切である必要がある（**図6-1**）[1]。

　人間生活の基本構成要素に関して，三大欲求である「食欲」「排泄欲」「睡眠欲」から考えると，栄養を摂取する場合，点滴でも栄養は摂取できるが，できることならば自分の口からきちんと食事をしたいものである。排泄するとしても，できれば自らがお手洗いで用を足したいものである。単に栄養が入るだけではなくきちんと食事をし，いらないものが出ていく際にはお手洗いで用を足す，というものが生活の基本要素となる。それから自分の生活空間を自分で確認したい，見回りたいということも基本要素であり，動けばそれに対してしっかりと休息を取りたいは

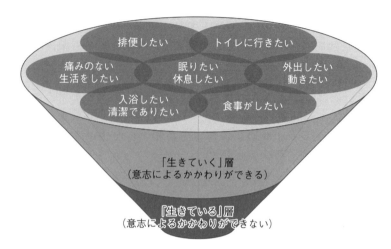

出典：山内豊明，監『生命・生活の両面から捉える訪問看護アセスメント・プロトコル改訂版』中央法規出版，2015年，p52[1]より許諾を得て引用

図6-1　生活機能の階層モデル

ずである。さらには誰に見せる訳でなくても自らの体を綺麗に保ちたいということも生活の基本要素である。そのうえ痛みや苦痛のない状態で過ごしたいはずである。

　このようなものがその生活自体の基本要素であるが，これをどう確保するか，この確保にもし不都合や不自由があるならばそれをどう補填したり補強したりするかが医療ケアの大原則である。しかしその前提としては，まず生き物としてしっかりと生きていなければならない。したがって生活を支えるということを果たすためにも，まず先に生きているということが確保されていることを見届けなければならない。一方で，ただ生きていればいいということでもない。この両者を叶えるためには，最終的にすべてが叶えられていればいいというわけではなく，まずは根底となるものをきちんと押さえて，それがそれなりに安定しているうえ

で生活があるという階層性をふまえる必要がある。

(4) 身体システムとの関係

　生き物として生きていくためには，常にエネルギーを使い続けなければならない。見えないところでも，たとえば細胞レベルでも必要なものは動いている。それを止めるわけにいかないとなるとエネルギーを使い続けなければならない。そのためにはエネルギー源を手に入れてエネルギーに変えるという一連の過程が必要で，エネルギー源を入手する栄養消化器系，必要なものを身体中にめぐらせる循環器系，エネルギーに変える時にどうしても必要となる酸素を取り込む呼吸器系，これらが不可欠である。

　食べ物を飲み込んでからお通じになるまでは，生きているために無意識に営まれていることだが，食べるということとトイレで排泄をするということ自体は生活そのものであるため，栄養摂取や消化器系は「生命を維持する」「暮らしをする」の両者にまたがることである。

　暮らしをしていくということは試験管の中で生きているわけではない。社会の中，環境の中で暮らしていくためには，周りを知り，それに対する適切な意味づけがなされ，周りにはたらきかけるという仕組みが必要である。周りを知る身体のシステムは感覚器系，意味づけは高次脳機能などの中枢神経系，周りにはたらきかけるのは運動器系である。

(5) 生命体である要件

　まずは生き物である要件を確保する必要があるが，生き物であるとはどのような要件が必要かと考えると，まず自分と他人の区別がある。どんなに仲のよい人でも握手をしたら溶けてひとつの体になるということはないので，ここまでが自分の中の世界ここからは外の世界という自他

110

の区別がある。それを物理的に成しているのが個体でいえば皮膚・粘膜であり、機能的に果たしているのが免疫系である。そして生き物とは常にエネルギーを使い続ける存在であり、一見止まっているように見えても物質のレベルや分子のレベルでは必ず動いている。

(6) 生命体であり続けるための要件

　エネルギーを使い続けることが生命体としては欠かせない要件であり、エネルギーを使うためにはエネルギー源を確保してそれをエネルギーに変える環境を整え、その環境を維持するのに必要なものを確保する必要がある。これらを人の営みでいえば、エネルギー源を確保するということは栄養を摂取するということである。エネルギー源となるものをエネルギーにするには分解するという化学反応が必要で、そのためにはある程度暖かい環境が必要となり、これが体温を維持している意義である。そしてそのエネルギー源をエネルギーに変える時にどうしても酸素が不可欠である。

(7) 時間的観点

　これらはどれが欠けてもエネルギーを消費することに支障をきたしてしまうため、これをまずは何とか確保しなければならならない。あらかじめ蓄えて備えることができるもの、いざという時に少しその場をしのぐことができるもの、リアルタイムにその場でしか対応できないもの、と並べ替えた場合、蓄え可能なものは栄養で、隙あらば食べて備えておく。いざという時に何とかできるものは熱である。人間が維持する体温の大元となる熱の約半分は食物分解の際の分解熱、残りは筋肉が動いた時の余熱である。非常に寒い時に思わずブルブルと身震いをするのはシバリングという現象で、これは大切に蓄えているエネルギー源を取り崩

してでも今熱を足さないと体がまずいと判断した際に無意識に起こる生理現象である。熱はこのようにして何とかその場を凌ぐことができる。それらに比べてあらかじめ溜めておけず不足分を自身で発生させることができないのが酸素である。それ故に一番時間的にゆとりがないことが酸素の供給ということになり，そのためにすべてに優先して考慮しなければならないことは酸素の供給が成り立つかどうかである。

(8) 酸素供給の確保

　人間の身体を作り上げている生き物の最小単位の細胞は，成人でおよそ約60兆個からなる。細胞はすべて生き物であるが故に，それぞれ酸素が必要である。酸素自体は空気中にふんだんに存在しているが，体の表面で外気に触れている広さ（体表面）は約1.7平方メートルであり畳一枚程しかない。そうするとそこに60兆個の細胞がみんな顔を出すのは無理である。しかし酸素は全細胞の活動に必要不可欠であるため，身体全体としての分業作業で何とか酸素を全細胞にいきわたらせている。全細胞分の酸素を仕入れる役割を負っているのが呼吸器，その酸素を必要なところに運送する身体のインフラとしての運送屋の仕事をしているのが循環器，物を運ぶ時には運ぶものに合わせて適切な器があり，酸素は赤血球の中にあるヘモグロビンというタンパク質に担がせている。これらのいずれもが揃っていれば酸素の供給には困らない。逆にいえばこれらのいずれかでも支障があれば目的とする酸素の供給が不都合とる。それについて人間にどういう自覚が生まれるかといえば，「息苦しい」という自覚が生まれる。したがって「息苦しい」との自覚は，呼吸器による酸素の仕入れが悪い場合もあり，あるいは循環器で必要なスピードでお届けできてないという場合もあり，ヘモグロビンが少ない貧血で担ぎ手が足りないための苦しさもある。しかしそれらは鼻が詰まって苦し

いとか，心臓が弱くて苦しいのような区別ができる感覚ではないので，人にとっての最終アウトカムとしての酸素の供給がうまくいってないという不快感しかなく，その原因を整理していかなければならない。

2. 酸素化の総合評価

(1) 酸素化の指標

　患者の症状で真っ先に確認しなければならないことは「息苦しい」という状況を起こしていないかということである。そのトータルとしての確認項目としては①チアノーゼの有無，②酸素飽和度，③バチ状指の有無である。

　チアノーゼは呼吸器の症状とされている場合が多い。呼吸器で酸素の仕入れが悪い場合を中心性あるいは中枢性チアノーゼという。寒い日にプールから上がって唇が紫になっている状態もチアノーゼであり，これは呼吸器による酸素の仕入れの問題ではなく，寒いために末梢の血管がぎゅっと締まってそのために必要なところに必要なスピードで酸素が届いていないということであり，末梢性チアノーゼという。これらはそれぞれ起こるメカニズムによって中心性，中枢性あるいは末梢性と区別しているが，チアノーゼという出来事としては同じである。

　パルスオキシメーターで酸素飽和度が表示される場合も，呼吸器での酸素の仕入れが悪くても，末梢の血流が悪くて手足が冷えて血流が十分スムーズでない場合でも，結局同じ不都合としてデータに現れる。

　バチ状指は急に起こる出来事ではない。体の隅々への酸素の供給不足が数週間あるいは数ヵ月とある程度長く続き，爪の付け根がむくむことによる指の形の変化である。したがってこれも慢性の呼吸器疾患でバチ状指になる場合もあり，膠原病で末梢の血管の循環不全が長く続いている場合など慢性の循環不全のためにバチ状指になる場合もある。

　このようにチアノーゼの有無，酸素飽和度，バチ状指は，呼吸器のことだけだと思わず，呼吸器循環器の合わせ技でやっている酸素化の総合指標と認識をするべきである。

(2) チアノーゼ

　このチアノーゼに関しては酸素が足りないということを直接表しているものではない。酸素を担いでいるヘモグロビンを酸素化ヘモグロビン，酸素が外れたヘモグロビンのことを脱酸素化ヘモグロビンという。この脱酸素化ヘモグロビンがある程度以上の濃さでそこにあるために認められるのがチアノーゼという所見である。したがってそもそもヘモグロビンの絶対量が少ない，いわゆる貧血の場合は，脱酸素化ヘモグロビンがなかなかその量まで達しないので，チアノーゼが滅多に出現しない。貧血がある場合は，呼吸不全があったとしても，貧血のための色白さはあってもチアノーゼには滅多にならない。それ故にチアノーゼが認められなくとも大丈夫であるとはいい切れない。

　AならばBであるいうことと，A＝Bは違う。A＝BならばAでなければBではないといえるが，AならばBである場合にはAでないからといってBでないとは必ずしもいえない。何もないのにチアノーゼがあることはないため，チアノーゼを認めたら普通ではないと判断して構わないが，チアノーゼがないので大丈夫であるとはいえない。チアノーゼという現象に気がついてもその解釈を間違えてはいけないのである。

(3) 酸素飽和度

　酸素飽和度を測定するパルスオキシメーターは便利な道具であり，そのおかげで血を出さずに血液の中の酸素の様子がわかる。しかしながら本当に身体に必要な情報である血中酸素の絶対量である酸素分圧を表す

道具ではなく，そこに流れているヘモグロビンのうちの何％が酸素を担いでいるかの割合を測る道具である。

　身体としてはそこに酸素を担いでいるヘモグロビンが絶対量でどれだけあるかに正直に反応する。たとえば酸素飽和度は90％に比べると94％が高いが，貧血の影響で絶対量が逆転することはしばしばある。飽和度だけでは判断せずベースの貧血の有無も含めて総合的に評価する必要がある。

　さらに気をつけるべきこととしては，パルスオキシメーターで測定された酸素飽和度と，身体が必要とする絶対量の酸素分圧は似たような数字となることが多々ある。それ故に「酸素が90下回った」と言われても何を言っているのかよくわからない。酸素飽和度が90％を下回ったということなのか，酸素分圧が90 mmHg あるいは90 Torr を下回ったのかでは臨床における意味が全然違う。酸素分圧に関しては90 mmHg を下回って80 mmHg，70 mmHg となっても普通である。いわゆる「呼吸不全」という状態は酸素分圧が60 mmHg を下回っている時のことである。しかしながら酸素飽和度に関しては90％を切ると酸素分圧は実際には60 mmHg を下回る程度になる。したがって同じ90といっても，酸素飽和度の90％を下回るという場合は非常に気をつけなければならない値である。

　なぜこのような混乱が起こるかというと，数字を単位なしで使うからである。臨床で用いられる数字には，わずかな例外を除いて単位がないものはない。単位があることが原則なので臨床場面で数字のやり取りをする時には数字だけでなく単位と必ずセットで扱うようにしなければならない。

(4) バチ状指

　バチ状指は爪の付け根のむくみであり，なぜそこがむくむのかに関しては諸説ある。爪の付け根がむくむということは爪の付け根を盛り上がり，それが横に張り出すことになり，太鼓バチの先のような形になるためバチ状指といわれる。これは急に生じる変化ではなく，慢性の呼吸不全や循環不全などで末梢の酸素供給不足が数週間から数ヵ月続いた結果として起こる。たとえ本人に息苦しさの自覚がないとしても身体としては結構際どい状態にあると指が語っており，このような指先をした患者に出会った場合には，自覚はなくとも呼吸や循環に関しては気をつけておくべきである。

3. バイタルサイン

(1) バイタルサインの構成

　これまではトータルとしての酸素化の指標について述べたが，その酸素化を成り立たせるために呼吸器で仕入れて循環器で届けると，呼吸器系循環器系というのをセットで考えなければならず，それぞれを個別に表す情報の中核中の中核がバイタルサインである。

　バイタルサインは，呼吸（数），脈拍（数），血圧，体温であり，第5のバイタルサインは目の覚め具合，意識レベルである。酸素飽和度が第5のバイタルサインと誤解されている場面があるが，バイタルサインというものは五感でそのデータを確認できるものをいう。酸素飽和度はあくまで検査データであり，その値が疑わしい場合は採血をして血液ガス分析のデータを得なければならない。他のもの，たとえば体温計で34℃と表示された場合にはそのまま34℃と考える者はおらず，すかさず体を触りそんなに冷たくないということから，その34℃という表示はエラーであったと裏づけが取れるが，酸素飽和度に関してはおかしな

値が表示されても，それがエラーかどうかは五感ではチェックできない。

　バイタルサインでは，呼吸（数）と，脈拍（数）・血圧が循環をそのまま表しており，体温は熱が配られているかどうかということも反映するため，結局バイタルサインは呼吸と循環のエキスなのである。

　人が，植物状態ではなく周りと適切にやり取りをするためには，前提としてきちんと目が覚めている状態が確保されていなければならず，その様子や程度を表すのが意識レベルである。

(2) 呼吸数

　呼吸数に関しては，基本的に成人は毎分 15〜16 回が平均とされているが，人工呼吸器装着患者の実際の呼吸数と人工呼吸器の設定回数と合っているかを確認する際にはきちんと呼吸数を数えるべきある。その際はただ眺めて数えるだけではなく，本当に換気をしているかどうかは喉元に聴診器を当てて空気の出入りする音をもって回数を数えなければならない。

　一方，自発呼吸があり目が覚めている者に対してその方法で呼吸数を数えることは不要ではあるが，それなりに数はきちんと押さえておく必要がある。実際にバイタルサインにおいて呼吸数情報が抜けていることが一番多い。しかし急変時に最初に変化が現れやすいデータが呼吸数の変化であり，呼吸数は非常に大事な情報である。しかし臨床場面では抜けていることが非常に多い。なぜならば呼吸数は機械で測ることができないからであろう。血圧は血圧計を巻いてボタンを押せば血圧計がそれを数値化してくれ，体温計を差し込めば体温計が体温を表示してくれる。脈拍も血圧計で測った際や酸素飽和度を測る際に副次的に表示され，要するに自分が手を当てて実測をしなくてもそれらの数字は入手可能である。一方，呼吸数だけは呼吸数計のような便利な道具はないので

自らがきちんと数えないとわからない。そのため，現実に後から振り返ると呼吸数の情報が欠けているということがよくあるが，非常に大事な情報であるため呼吸数は必ず計測して記録を残すべきである。

(3) 呼吸数からの推論

　口内や鼻腔から気管支までは酸素の取り込みには関与しない解剖学的死腔と呼ばれる部分であり，吸気はまずこの解剖学的死腔を埋め，そこを超えた分がようやく酸素を取り込める肺胞に届く。1回換気量が多くても少なくても解剖学的死腔は一定量であり，1回換気量が多くなればそこに占める死腔の割合は小さくなり，逆に1回換気量が減れば死腔が占める割合が多くなる。呼吸数が増えると1回の換気にかける時間が減り1回換気量は減る。したがって呼吸数が増えてくると1回換気量が減って，1回換気量が減ると肺胞換気の効率が下がる。そうなると苦しいからもっと換気しようとする悪循環，負のスパイラルに陥ってしまう。

　これを断ち切る介入が深呼吸を促すことである。「落ち着いてゆっくり呼吸しましょう」と勧めることは単なる気休めではなく，身体の仕組みから考えて非常に合理的なケア介入であり，酸素の取り込みに関してエネルギーの無駄遣いをできるだけ減らすように促すケアである。これを正確に評価するには呼吸数だけではなくて1回換気量も測る必要があるだろうが，前述のように呼吸数が増えれば当然1回換気量が減り，そうなるとエネルギーの無駄遣いが増えることに直結する。このように呼吸数という数字からだけでも身体の出来事を推論することができる。

(4) 呼吸のパターン

　バイタルサインとしては，ただ呼吸数の計測だけではなく，似たような間隔で繰り返しているのかも同時にとらえており，さらには1回1回

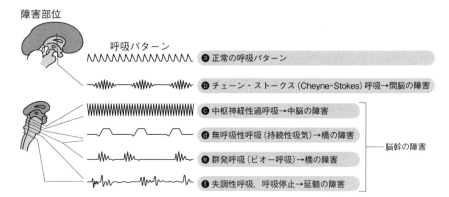

障害部位

呼吸パターン

ⓐ 正常の呼吸パターン

ⓑ チェーン・ストークス (Cheyne-Stokes) 呼吸→間脳の障害

ⓒ 中枢神経性過呼吸→中脳の障害

ⓓ 無呼吸性呼吸 (持続性吸気)→橋の障害

ⓔ 群発呼吸 (ビオー呼吸)→橋の障害

ⓕ 失調性呼吸, 呼吸停止→延髄の障害

脳幹の障害

出典：山内豊明『フィジカルアセスメントガイドブック第2版』医学書院, 2011年, p197[2]より許
諾を得て引用

図6-2　呼吸パターン

の呼吸の繰り返しの様子も見ている。息を吸う時は，しぼんだ肺胞とい
う風船を膨らませるようなものであり，少し勢いをつけて膨らませた方
が膨らみがいい。勢いをつけることはできるだけ短い時間で動かすとい
うことになるので，息を吸うときはエネルギーを使ってでもサクッと吸
う。息を吐く時は膨らんだ肺胞が自然にしぼんでいくのを待っていれば
よい。そして息を吐き終わったら一休みする。これが一番エネルギーの
無駄遣いの少ない合理的な呼吸のパターンである。この呼吸のパターン
は生命維持に直結する脳幹で作られている。もし脳幹に何かしら直接的
なダメージがあると，この呼吸のパターンが大幅に乱れる（**図6-2**）[2]。
呼吸のパターンを注視しなくても，そこに居合わせただけで呼吸のパタ
ーンに関しては無意識に確認をしているはずで，この患者の呼吸は変だ
なと思った時というのは生死に直結する脳幹に影響が及んでいるトラブ
ルが起こっている可能性に気がついたことになる。
　このようにバイタルサインの呼吸とは，ただ数を数えているだけでは

なく，多くの場合呼吸の繰り返しの様子やパターンに異変がなければ，見てはいるが無意識である。

(5) 脈拍数

　吸気と呼気で一拍一拍の脈の長さは 10％以内の伸び縮みをするため，下一桁目の端数を気にしてもあまり意味はない。十の位の数字がずれていなければおおむね問題ない。

　脈拍数が多すぎることを頻脈，心拍数が多すぎることを頻拍という。これらの定義に関しては 1 分間に 100 回を超えている場合という，臨床家の間で暗黙の共通認識が得られている。しかし，逆の，少ない脈なら徐脈，心拍なら徐拍というが，これらの定義は毎分 50 回を下回った場合とする考えと毎分 60 回を下回った場合とする考え方があり，これは一律に決まっていない。こういうものは法律で決めるとか学会で定めるというわけではなく，臨床家の間の暗黙の了解レベルでの定義である。数の多い場合の暗黙の了解は整っているが，数の少ないというものは人によって解釈の違いがあるので，ただ単に徐脈・徐拍といわずに何回であるという数字とともに扱うことが大事である。

(6) 不整脈

　脈については乱れている場合を不整脈とするが，脈が乱れていなければいいというものでもなく，数が少な過ぎても，多過ぎても困る。リズムと数とを比べたら数が圧倒的に大事な情報である。リズムは多少乱れていてもそれなりの数であれば循環としては困らない。

　典型的な不整脈でよく出会うものに心房細動がある。心房のあちらこちらで波打っているのでそれらをすべて数えたら 1 分間に 200 回から 300 回心房が動いていることになるが，その刺激がすべて心室に伝わる

わけではないため，最終的な心拍数は毎分100回程度である。心房細動で心拍が乱れることによってそれをきっかけに血栓ができ，その血栓が血流に乗って脳に運ばれ，脳梗塞を起こすことが問題である。抗凝固薬であるワルファリンなどは血栓形成を予防するためものであり，抗不整脈作用はない。心房細動がありワルファリンしか服薬していない場合は，脈の乱れを無理してまで治そうとしていないのである。

　脈の数が少な過ぎる場合は，心筋を収縮するようにという号令が生まれてないか途中で途絶えている時であり，つまり号令を生まない洞不全症候群の洞停止か，あるいは途中で号令が心室に伝わりづらい心ブロックであり，実際は号令が間引かれる2度の房室ブロックか，完全にその号令が途絶えているという3度の完全房室ブロックしかない。多すぎる場合は号令が来ないにもかかわらず勝手に心筋がフライングしているような時である。脈の数が多い場合はどこでフライングの掛け声が余計に生まれるかもあるが，実際の拍出に大きく影響するのは心室であり，心室でやけに頻繁にフライングを起こしていたり，立て続けに起こっていたりすると困る。また，心室のあちらこちらでフライングが起こると収拾がつかなくなり，心室が収縮し終わって拡張して元に戻ろうという，まさにそのタイミングで収縮しろという号令に出会うと心室は収縮か拡張かのどちらになっていいかわからず大混乱となるので，それらはきちんと識別する必要がある。頻繁であるとか立て続けであるということは脈を丁寧に触っていたらある程度わかる。ただあちらこちらからとか，今心室はどういう状態かはさすがに心電図情報と併せて考えざるを得ない。しかしながら不整脈だからといって，とにかく心電図を装着すればばいいということではなく，このような不整脈なのでこういうことが想定されるために，それに関して心電図を検討する，という進め方が大事である。

(7) 脈の強さ

　脈に普段から触れ慣れていたら，特に強い場合などはわかるはずである。この脈の強さは収縮期血圧と拡張期血圧の差である脈圧を反映している。脈を非常に強く感じる時は上と下の血圧の差がとても大きい時ということであり，たとえば大動脈弁閉鎖不全症の場合は，左心室から大動脈へ送り出した血液が左心室に戻ってこないようにするために閉まるはずの大動脈弁が閉まりきらない。そのために送り出した血液の一部が逆流してきて，次にはそれを積み増して送り出さなければならない。それ故に収縮期血圧と拡張期血圧の差が大きくなってしまう。普段から触れていたらこんなに強いかなと感じたということからもうすでに脈の強さの異常を検知できるということであり，実際に脈を自分の手で触れるということは，臨床的にとても有意義な情報収集である。

(8) 血　圧

　血圧情報はいろいろな目的で使うが，何を判断するのかによってどのくらいの精度が必要なのかはさまざまである。心臓の手術の後で血圧を調整する薬をどのくらいにしたらよいかの判断のためにはリアルタイムの情報が要るが，身体のインフラとしての循環がうまく機能していない，いわゆるショックを起こしてないかどうかは脈を触るだけでおおよそ判断できる。手首で触れた，すなわち橈骨動脈を触れたら収縮期血圧は 80 mmHg はあり，肘で触れたら 60 mmHg はあり，頸動脈で触れたら 40 mmHg はある。太ももの付け根の大腿動脈で触れれば 70 mmHg はある。たとえば橈骨動脈では触れないが肘では触れる場合は 80 mmHg はないが 60 mmHg は切っていないことであり，収縮期血圧は 60 mmHg から 80 mmHg であり，言い換えれば 70 mmHg プラスマイナス 10 mmHg である。血圧は生体のゆらぎでプラスマイナス 5 mmHg

程度のゆらぎはあり、血圧計の読みの誤差として5 mmHg程度は許容範囲であることを考慮すると、プラスマイナス10 mmHgというものはゆらぎと誤差の範囲に収まってしまう。66 mmHgも74 mmHgも結局70 mmHg前後ということで同じように扱って構わない。非常に細かい値を必要とする場面でなく、普段の場面であるならば要するに1桁目はゆらぎと誤差範囲と思って十の位をしっかりとおさえておけば十分である。

(9) 体　温

体温を何℃という数字に置き換えるためには体温計が必要であり、それも目的によってどこまでの精度が要るか考えるべきである。たとえば風邪をひいてないかなどの判断の場合はわざわざ小数点以下2桁までの体温計を使う必要なく、37.5℃のように小数点以下1桁までの値で十分であるが、女性の排卵日を知るためには小数点以下2までの値が必要になる。数値データは細ければ細いほど価値が高いわけではないので、目的に見合った精度を得るために目的に適った道具を選ぶことが大事である。

そもそも体温計を使うより、まずは触ってみることが大事であり、たとえば子どもが顔を真っ赤にしてだるそうにしていた場合、額に触れて熱かったらすでに発熱であるという判断に達している。ただ何℃かと確認するためには体温計を用いるという順番であろう。体温計がないと体温の評価はできないわけではない。ただ、たまたまエアコンの風が強く当たっている部位であるとその影響もあるかもしれないため、多分無意識に複数箇所触れるべきである。

体温は、何℃が普通かにこだわるよりも、その個人にとっての普段がどのくらいなのかのほうが判断意義としては大きい。活発に活動している者ならば37℃ぐらいは普通にあることであろうが、普段体温35℃台の

者にとっての 37℃では少しだるさを感じるかもしれない。普通か普通でないかではなく，普段と比べてどうかという考え方をするべきである。

学習課題

1. 医療従事者の方は普段の臨床現場で，医療従事者以外の方は医療機関で医療従事者が身体情報をどのように意識して収集しているのかを思い出してみよう。
2. 医療従事者の方は普段の臨床現場で，医療従事者以外の方は医療機関で医療従事者が身体情報からのアセスメントの結果をどのように活用しているか思い出してみよう。
3. バイタルサインをどのように活用しているか思い出してみよう。

引用文献

1) 山内豊明：訪問看護における生活視点でのフィジカルアセスメント．山内豊明（監），岡本茂雄（編），生命・生活の両面から捉える訪問看護アセスメント・プロトコル 改訂版．中央法規出版，2015
2) 山内豊明：フィジカルアセスメントガイドブック 第2版—目と手と耳でここまでわかる，医学書院，2011

参考文献

・Yamauchi T：7. Japan：Nursing Theory of Physical Assessment as a Theoretical Background for a Layered Model of Nursing. In：Fitzpatrick JJ, et al., eds., Conceptual Models of Nursing：Global Perspectives, 5th Edition, Prentice Hall, New Jersey, 2015
・山内豊明：呼吸音聴診ガイドブック—見る・聴く Web 付録付，医学書院，2018

7 | フィジカルアセスメント（2）中枢神経系・腹部

山内　豊明

《**目標＆ポイント**》　看護の任務は生命を守り生活を支えることである。そのためには収集した情報を評価し，問題解決につなげていくアセスメントは不可欠である。本章では第5のバイタルサインでもあり，生命維持と生活支援のいずれにも不可欠な意識状態についてのアセスメントを取り上げる。また，腹部症状を訴える患者は医療機関，在宅を問わずきわめて多いため，「腹部」のアセスメントについても学習する。
《**キーワード**》　フィジカルイグザミネーション，バイタルサイン，意識状態の評価，腹部の視診，腸蠕動音

1. 意識レベル

　生活をするためには，「周りを知って」「判断して」「出力をする」という一連の営みが必要である。コンピュータシステムになぞらえれば，キーボードで入力してコンピュータ本体で処理して，ディスプレイに結果を表すということになる。この一連の動作を成り立たせるためには，コンピュータに電気が通っていないといけない。それもたとえばコンセントからの100ボルトなら100ボルトがきちんと通っていないといけない。電気が十分通ってないとなると電圧不足という状態になる。この電圧不足には，少し足りないものからかなり足りないものまで幅があるが，いずれにしろ100ボルトに達していないというのは困ったことである。
　この100ボルトが，まずきちんとあるかの評価が意識レベルである。意識レベルが十分ではないということは，足りない電圧で仕事をしなけ

ればならず，困ったことになる。生活をするため，生きていくための機能の前提としては，まずは「しっかりと目が覚めている」ことが必要で，それを評価するのが意識レベルの評価である。それ故に意識レベルが第5のバイタルサインとして扱われるのである。

　電圧は100ボルトあれば問題ないが，90ボルトでも50ボルトでも10ボルトでも，100ボルトないという状態はすべて「電圧不足」である。同様に意識レベルが清明でない場合はすべて「意識障害」と扱う。それゆえに，この「意識障害」にはかなりの幅がある。目がしっかりと覚めている時は問題ないが，ボンヤリしている，いわゆる意識が清明でない場合には，「なんとなくボンヤリしている」から「まったく反応しない」のように幅がある。どのくらいの意識障害かという程度分けが必要で，それが意識レベルの評価である。

　意識レベルの分類として，たとえば「混迷」「昏睡」「深昏睡」などの言葉遣いもあり，昏睡よりも深昏睡のほうが程度は重い。しかしながら，どこまでが昏睡でどこからが深昏睡かということがなかなか共有化しづらい。たとえば意識障害を電圧不足に例えると，「ちょっとした電圧不足」とか「それなりの電圧不足」とか「かなりの電圧不足」といわれても，どこまでが“それなり”かの共通認識はなかなか難しく，「何ボルト」と表したほうが情報がしっかりと共有できる。この「何ボルト」に相当するツールが「コーマ・スケール（Coma Scale）」である。コーマ・スケールは何種類もある。しかし共有化のためのツールはたくさん知っている必要はなく，結局みんなが使うものを使っていたほうがよい。独自のものを使っていたとしても，他者とやり取りする際には，結局相手が使っているものに置き換える作業になる。そうならば最初からこのような尺度はみんなで共通のもの使ったほうがよい。

　世界中見渡して，もっとも汎用されているものはグラスゴー・コー

マ・スケール（Glasgow Coma Scale：GCS）（**表 7-1**）である。これは
それなりに丁寧に作られており使い勝手がよく，評価を丁寧に進めるこ
とが可能な代わりに，緊急時にもたついてしまいかねない。

　一方で緊急時に使いやすい尺度はジャパン・コーマ・スケール
（Japan Coma Scale：JCS）（**表 7-2**）である。脳血管障害による突然の
意識障害などの場面では，迅速な判断ができるスケールがどうしても必

表 7-1　グラスゴー・コーマ・スケール（GCS）

開眼 (eye opening：E)		言語反応 (verbal response：V)		運動反応 (best motor response：M)	
自発的に開眼する	4	見当識の保たれた会話	5	命令に従う	6
呼びかけで開眼する	3	会話に混乱がある	4	合目的的な運動	5
痛み刺激を与えると開眼する	2	混乱した発語のみ	3	逃避反応としての運動	4
開眼しない	1	理解不能の音声のみ	2	異常な屈曲運動 （除皮質硬直）	3
		なし	1	伸展反応（除脳硬直）	2
				まったく動かない	1

注）開眼，言語，運動の各項の反応の合計をコーマ・スケールとし，深昏睡 3 点，正常者は 15 点となる。
　　一般に 8 点以下を重症例として扱うことが多い。

表 7-2　ジャパン・コーマ・スケール（JCS）

Ⅲ　刺激しても覚醒しない		Ⅱ　刺激すると覚醒する		Ⅰ　覚醒している	
300	まったく動かない	30	痛み刺激でかろうじて開眼する	3	名前，生年月日が言えない
200	手足を少し動かしたり顔をしかめる （除脳硬直を含む）	20	大きな声または揺さ振ることにより開眼する	2	見当識障害あり
100	払いのけ動作をする	10	普通の呼びかけで容易に開眼する	1	清明とはいえない

＊覚醒後の意識内容は考慮しない。
　R：不穏，I：糞尿失禁，a：自発性喪失を別に表記する（例：30〜R，3〜I，3〜a）。
出典：太田富雄，他『脳卒中の外科 3（0）：61-68，1975』より許諾を得て引用

要で，そのようなニーズから生まれた。

　意識障害が長引いている遷延性意識障害に対しては，慌てることなくある程度丁寧に評価できる GCS を用いることが望ましく，咄嗟の場面では曖昧さがほとんどない JCS で表すことが望ましい。どちらかだけと一本化せず，両方を使い分けるということがポイントである。そもそも両スケールとも，評価するための観点は同じである。場面に合わせてどちらのスケールで表すかがポイントである。

(1)　グラスゴー・コーマ・スケール(Glasgow Coma Scale：GCS)：表 7-1
　目を開けているかどうか，言葉の反応はどうか，動きはどうかという，以下の3つの観点をそれぞれ独立して点数をつける。

(1)　開　眼（eye openign：E）
　人間の外から入る情報の6〜8割は目から入ってくるので，まずは目を開けていないことには情報の入りようがない。黙っていても開けていれば満点の4点，目を開けるよう声を掛けて開けてくれれば3点，何かしらの刺激で目を開けてくれれば2点，まったく開けなければ最低点の1点である。

(2)　言語反応（verbal response：V）
　人間が考える際には，頭の中で言葉というラベルのやり取りをしている。たとえば「青いバナナ」を想像する時，そこにバナナの現物がなくても，バナナには大きい・小さいやまっすぐ・曲がったなどの違いがあるが要するにこういう物だとイメージし，それが青いという状態であるということは，まだ熟れてないようであると考える。この一連の思考過程に用いたものはすべて言葉である。「こういうもの」といわれてもそれでは通じないので，そのグループに名札をつけてその名札のやり取りをしている。考えるということは，結局は言葉というシンボルのやり取

128

りである。

　それ故に中枢神経系ならではの仕事は，言語操作である。その言語操作によって，状況に合わせた会話ができていれば満点の5点，会話はしているが何かとんちんかんだったりすれば4点，ポツリポツリと言葉が出る程度なら3点，「あー」「うー」のような意味がわからない声が出ているだけならば2点，うんともすんとも言わなければ最低点の1点である。

(3) 運動反応 (best motor response：M)

　頭の中を表に出すためには喋るなり，目配せをするなり，字を書くなり，身体の一部を動かさなければならない。その動かすことに関して，こうしてくださいと言われたとおりにできれば満点の6点，痛み刺激に対して嫌だなと払いのけをすることは目的に合った行動であり，そのような合目的的な行動があれば5点，きちんと払いのけまでしなくてもそこから逃げるような反応があれば4点，除皮質硬直肢位（**図7-1a**)[1]な

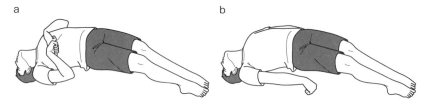

出典：山内豊明『フィジカルアセスメントガイドブック　第2版―目と手と耳でここまでわかる』医学書院，2011年，p195[1]より許諾を得て引用

図7-1　除皮質硬直肢位（a）と除脳硬直肢位（b）

意識障害の際に優先順位の高い身体診察を行う。意識障害時に筋トーヌスが亢進し，特異的な肢位をとっていたら緊急事態である。筋トーヌスとは，肢位を維持するために必要な骨格筋の適度な緊張のことである。通常，筋肉は特に意識して力を入れてなくても，伸びきってしまわないように適度に力が入っているような状態に制御されている。しかし，大脳に障害が起こり，その制御に偏重をきたすと，筋肉は曲がることも伸びることもできなくなる。その結果，筋肉は突っ張ってしまい，筋トーヌスが亢進した状態になる。

筋トーヌス亢進肢位として，除皮質硬直肢位では，下肢が伸展し，上肢が屈曲内転した姿勢になり，大脳から間脳の障害を示唆する。除脳硬直肢位では，下肢と体幹が伸展し，上肢が回内伸展した肢位になり，障害が間脳から中脳へ及んでいることを示唆する。この肢位を示すと，意識の回復はきわめて難しい状況である。

らば 3 点，除脳硬直肢位（**図 7-1b**）[1]ならば 2 点，まったく動きがなければ最低点の 1 点である。

　このように GCS は 3 つの観点それぞれ独立で点数をつけるが，その 3 つの観点とは，周りとやり取りをするための入力・判断・出力の機能を評価するというものであり，コンピュータシステムにすれば，キーボード・コンピュータ本体・ディスプレイの調子を確認することに相当する。それぞれの点数づけがイエス・ノーの 2 つだけなら大まかすぎるスケールであり，逆におのおの 20 段階も 30 段階もあると，細かすぎて面倒になる。それなりのキメの細かさはあるものの，うっとうしいほどの細かさでもなく，丁寧かつ簡便であることが GCS の特徴である。

　GCS の丁寧さは，部分点をつけて合計点をつける 2 段階方式にある。それ故にひと手間余計にかかる。また，たとえば合計点が 12 点になる場合，内訳が 4 点 + 4 点 + 4 点も 12 点であり，4 点 + 3 点 + 5 点でも 12 点になる。そうすると「GCS の 12 点の者」に状態の違いが出てしまい，状態を一言で明確に表せないというデメリットがある。もちろん合計点を出すためには部分点が必要なので，「E 何点 V 何点 M 何点」と添えれば内訳を残して伝えることができるが，ひと手間余計にかかる。

(2) ジャパン・コーマ・スケール（Japan Coma Scale：JCS）：表 7-2

　迅速な確認が必要な時には，一目でわかるスケールがどうしても必要になってくる。それが JCS であり，点数が一直線に並んでいて，「数字が大きいほど重い」「桁数が多いほど重い」と感覚的にもパッとわかる。JCS で 100 とあれば，「目は開けずに，払いのけのような合目的な行動が認められる」ということが一言で伝えることができるが，多少のキメの細かさは目をつぶらざるを得ない。すべてに通じる万能のスケール

はなかなかないので，慌てず丁寧にみようとする場合は GCS，咄嗟の
際には切れ味のよい JCS と使い分ける。

　しかし両者は全然違うものをみているわけではない。GCS の開眼の
程度は JCS の桁数に相当し，目を開けていれば1桁，声を掛けて目を
開けてくれれば2桁，開けもしなければ3桁となる。GCS の言語反応
の程度分けは，おおむね JCS の1桁のところに，GCS の運動反応は
JCS の3桁のところに反映されている。

　そもそも意識があるとは，「周りを知って判断し，出力するために必
要となる目の覚め具合である」ということを考えたら，それらは何をも
ってどう評価するかはあまり変わりようがない。それ故に JCS，GCS
を2つとも覚えなければならないと思う必要はなく，どこを観察したら
よいかはどちらも変わりないので，落ち着いている状況は GCS で表す，
咄嗟の場面なので JCS で表す，という示し方の違いでしかない。

2. 腹　部

　暮らしを支える根底として，まずは生きていなければならない。生きて
いるという前提が保証されたうえで，しっかりと暮らしを支えるという
ことになる。その生きているための機能には，身体に必要な酸素や栄養
素や熱をめぐらせるインフラとしての循環器系と，生命維持に不可欠な
酸素を取り込む呼吸器系，飲食物からエネルギー源を取り込むための消
化器系がある。

　消化器系でも「飲食物を飲み込んでから排泄物の準備をする」までが
生き物としての無意識な活動であり，「食事」「排泄」は"生活"という
ことになる。飲み込んだ物は，まず胸部の縦隔にある食道を通るが，そ
こから先は腹部での営みである。それ故に生き物として栄養を取り込む
ことは基本的に腹部で行われており，飲食物を飲み込んでから便として

排出する準備が整うまでに関しては腹部をアセスメントすることになる。

　腹部には，食べ物の通り道にあたる消化管，そこに消化液を与え吸収した物を加工するための消化器系の実質臓器，血液の中でいらない物を濾し分けるザルにあたる腎臓と，そこで生まれた尿を一時的に溜める膀胱からなる泌尿器系の臓器，ほかには血液のリサイクル工場である脾臓，サイズは小さいが内分泌系で重大なはたらきをする副腎，主要な運搬路としての腹部大血管がある。

　これらについて実際に自分の見る・聞く・触れる・匂う・味わうという五感を使ってのフィジカルイグザミネーションで把握し得るものとしては，見てわかるのはお腹の膨れ具合，聞いてわかるのは食べ物が腸の中を動く時の腸蠕動音と，順調に流れている血流は無音で流れるが血管狭窄のあるところ血液が通る時に拍出に合わせてズッズッと音を立てる血管雑音くらいである。触れるということに関しては，深い触診を試みて負担を与え臓器を触れたとしても明確な意味づけはできない。触れる目的は，そのままでは痛みの自覚はないが触れることで痛みの自覚が生じる「圧痛」の有無，膝を曲げて腹筋を緩めた時でも腹壁が板のように硬い状態になっていないかどうかの確認くらいである。腹部は広く大きいが，いざフィジカルイグザミネーションで情報を得ようと考えても対象は決して多くない。

（1）視　診

　お腹を見た時にへこんでいる場合は問題ないが，お腹が膨れている場合，膨らませる原因となるものは「6つのF」しかない。誰でももっているものと普段ないものが3つずつあり，誰でももっているものは脂肪（**F**at），腸ガス（**F**latus），便（**F**eces）で，普段ないものは腹水（**F**luid），腫瘍（**F**ibroma で代表させている），胎児（**F**etus）である。

これらの内のどれか1つとは限らず複数もち合わせていることはあるが，いずれにしろこれらに絞られる。

まず胎児は，持ち主が基本的に把握しているはずで，脂肪は体つきで大方わかり，腸管にガスが溜まっていればゆるく空気を入れた風船のようになっているため，軽く叩いてもポコンポコンと太鼓を叩くように響く「鼓音」という音を聞くことができる。腹水はお腹という器の中に溜まっている水である。水は常に一番低いところに回り込むため，仰臥位・側臥位と身体の向きを変えても腹水は常に一番下に回り込んで溜まるという特性を利用して把握する。

ただし，便と腫瘍は即座に識別できるようなものではない。触れても普段ないような塊ということはわかるが，それが便か腫瘍かは手触りで区別し得るものではない。これに対しては時間を味方につけるしかない。たとえば3日前にあった塊が今は触れないが，それが別のところで触れるならば，腫瘍は動かないので，便だと説明したほうが合理的である。

(2) 聴　診―腸蠕動音

聴診で何をどう把握するかを考えると，音の判断にはいわゆる有無のほか，必ず「高さ」「強さ」「長さ」を伴う。しかし腸蠕動音を判断する際に実際には，何は把握可能なものか，何は必ず把握すべきものかを峻別すべきである。腸蠕動音の高さは把握可能だが，その高さをどう意味づけるのかと考えても使い道がない情報である。同様に腸蠕動音の大きさの把握は可能だが，その意味づけはできず，使い道がない情報である。一方で，腸蠕動音の長さとはどこからどこまでとするか，あるいは回数については何をもって1回とするかが定義されていない限り，この長さや回数の把握はそもそも不可能である。つまりで高さ・大きさは入

手可能な情報ではあるが使い道がなく，長さ・回数はそもそも入手不可能な情報であるため，それらまでとらえようとしても意味がない。ということで，結局腸蠕動音はあるかないかの判断までである。

　腸蠕動音が聞こえれば，「腸蠕動音あり」はすぐ結論づけることができるが，「なし」はどうやって判断すればよいのであろうか。お腹の音が聞こえないと思って聴診器を外そうした途端に，ググっと聞こえたら判断は「なし」から「あり」へ変わるだろう。そうすると「なし」はどうやって判断するのか。音がするまで聞いているとしたら，腸蠕動音の聴診が終わった者は全員「腸蠕動音あり」という結論になってしまう。そうなると「あり」「なし」の判断をする意味がなくなる。それ故に「なし」はルールを設けて判断するしかなく，「一定時間聞いて，聞こえない時はなしとする」とせざるを得ない。このルールは，学会で決めたとか法令で定めてあるというような明文化されたものではなく，腹部の臨床に携わる者同士の暗黙の約束事，不文律である。

　腸蠕動音の判断についての不文律では，「腸蠕動音消失」と結論づけるためには5分間以上の聴診が必要である。臨床の場面の5分間はとても長いが，忙しいからといって3分間に短縮するようなことはあってはならない。ルールをもって判断するという行動・行為に対し，ルール自体を勝手に変えてしまうと，共通の判断をしているということ自体を否定してしまうことになる。ルールを変えるのは工夫ではない。長いといっても5分間聞くまでは「なし」とは言い切れない。そうなると4分59秒までは「なし」といえないのかというと，厳密にいえばそうである。5分間以上経った時に突然「なし」になる。少々唐突なので随分頻度が少なくなっているという言葉遣いが欲しい。それを腸蠕動音の「減少」あるいは「低下」である。これはこれまで述べたように音量が大きい小さいということではなく，あくまで頻度が少なくなっていることを

表すものであり，これにも暗黙のルールがあって，1分間以上聞こえない場合に「減少」あるいは「低下」とする。

このように腸蠕動音の判断は見事にルール化されている。それ故に判断に際しては，お腹に聴診器を当てて音がするまで聞けばよい。音がした時点で「腸蠕動音あり」として，その段階で終わってよい。つまり，音が聞こえた段階でまだ60秒間経っていなければ「あり」で聴取は終わり。聴診器を置いてから60秒間以上経って音がしたら「減少（低下）」，5分間以上続けて聞こえなければ「消失」である。これだけであり，非常に明確な判断である。

一方で，下痢などの際にしきりにゴロゴロと聞こえることもある。これは腸蠕動音が「亢進」していると判断する。しかし，何をもって亢進とするか。たとえば何回以上聞こえたと判断したくとも数は数えられない。もし仮のルールを作り聴診器を当てて何秒以内に聞こえた場合としても，すぐに聞こえたけれどその後ずっとしなかったらどうなるのであろうか。このように「亢進」はルールをもって判断することが不可能である。

しかし臨床場面では「亢進」という判断は必要である。この判断はどうやって行うかというと，経験を積み重ねて経験に基づいて判断するのである。自分で聞いていて随分頻繁ではないかと思った際に自分よりもしっかりと臨床経験のある先輩に一緒に聞いてもらい，これくらいを亢進といっていいものかについてその先輩の経験を譲り受けるのである。私たちには先輩が必要であり，後輩には私たちが必要なのである。

このように判断には大きく2つの方法がある。1つはルールをもって判断することで，腸蠕動音の「消失」「減少（低下）」についての判断力は，経験を重ねたり場数をふむことによって習得できるものではない。5分間以上聞こえない，1分間以上聞こえないというルールが運用できるかどうかであり，経験は不要である。一方で，腸蠕動音の「亢進」に

ついての判断力を習得するためには，たとえ世界中の本を読んだとして
も，ある程度の経験を積まなければならない。つまり私たちの判断に
は，知識に基づくものに照らして行うものと，経験に照らし合わせて行
うものがあり，その方法と習得の仕方にミスマッチを起こさないことが
ポイントである。

　ところで腸蠕動音を聞く際には，どこで，そして何ヵ所で聞くべきで
あろうか。お腹の中が仕切られていて，それぞれの部位別にそれぞれの
状態音として反映されるならば，あるいは呼吸音や心音のように繰り返
している音ならば，その音が聴診器をどこに当てた時に一番際立つかと
いう確認によって，音源の位置を探ることも可能であろう。しかしなが
ら，腸蠕動音はそもそも偶発的な音であり，当てた「時」に音がしたの
はわかるが，当てた「所」が音を立てているわけではない。お腹の中は
1つの大きな袋であり，音源を見つけることは不可能である。そうする
と，何ヵ所聞いても価値は変わらない。4ヵ所聞いたら，位置に関係な
く「4回」聞いたという意味にはなるが，「4ヵ所」聞いたということに
はならない。したがって腸蠕動音の聴診は1ヵ所で聞けば十分であり，
お腹の中の音を聞くことが可能な場所であればどこでも構わない。そう
なると臍のすぐ上あたりがお腹の真ん中付近であるので，そこらにポン
と置けばよいし，そこにストーマや傷口があったら無理してそこに当て
る必要はなく，脇腹でもまったく構わない。

　要は，腸蠕動音はお腹の中の音がするかどうかが確認できればよいわ
けなので，聴取部位にこだわる必要はなく1ヵ所で聞けば十分である。

(3) 聴　診―血管雑音

　その一方で，血管雑音の聴診においては聴取部位がとても大事な意味
をもつ。身体の構造は普遍的であり，血管の走行の仕方も個人個人でバ

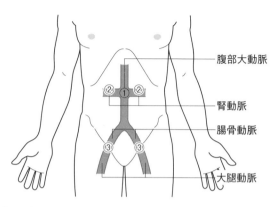

腹部大動脈

腎動脈

腸骨動脈

大腿動脈

出典：山内豊明『フィジカルアセスメントガイドブック　第2版—目と手と耳でここまでわかる』医学
　　　書院，2011年，p143[1]より許諾を得て引用

図7-2　腹部血管雑音の聴取部位

ラバラではない。血流に合わせてズーズーと鳴る音は反復するため，血
管雑音が聴取された際にどのあたりでその音が一番際立つかを確認する
ことで，その近辺にある血管に雑音を立てるような狭窄などのトラブル
の示唆を得ることができる。このように血管雑音を聴取する際には，場
所を意識するほうが大事である。まず臍のすぐ上あたり（①）で音を聞
いて，次いで臍の3cmほど頭寄りの腹部大動脈が左右の腎動脈に分岐
する付近から左右3cmほど離れた位置（②）で聞き，そこで血管雑音
がすれば腎動脈狭窄が示唆される。また，腹部大動脈は臍のすぐ下あた
りで左右の足に向かう腸骨動脈に分岐する。そこから左右の足に向かっ
た付近（③）で血管雑音が聴取されれば，下肢への血管の狭窄が疑われ
る（図7-2）[1]。

(4) 触　診
　触診に関しては，深く触れようとしても肝臓に触れることは非常に困

難であり，たとえ触れたとしてもその意味づけは難しい。ましてや膵臓は胃の裏側，脾臓は胸郭の中に位置し，胆嚢は肝臓にくるまれている。腎臓はお腹といってももっとも背中側に位置し，背中側から触りたくても固い背筋があり触ることができない。膀胱は骨盤腔の中に位置し，手で触れ得ない。それ故に臓器を探るような深い触診は難しく，意味づけが乏しい。

　しかし，腹部はまったく触らなくてもよいというわけでもなく，目的をもった触診をする意義はある。「黙っていたら痛くないが触られたら痛い」という圧痛の存在は，患者自身から「ここを押すと痛い」などの訴えがあったり，仕草でわかったりするものである。また，お腹が痛い場合は膝を曲げてお腹を丸めていることが多い。腹筋が伸ばされて張るとすごく痛いので，無意識にお腹を丸めてゆるくしているはずである。

　さらに，お腹に力を入れようとしていないのに腹壁がすごく硬い場合は，お腹の中で腹筋を刺激するようなトラブルを疑うべきである。

　これらの圧痛があるか，あるいは腹筋が硬いかどうかは軽く触るだけで容易に見極められるものである。

学習課題

1. 「意識障害あり」という言葉からどのような状態にあるかイメージしてみよう。
2. 上記のイメージが他人同士でどのくらい一致しているか・一致していないか話し合ってみよう。
3. 腹部のフィジカルアセスメント・フィジカルイグザミネーションでわかり得ること・わかる必要があることをそれぞれ列挙してみよう。

引用文献

1）山内豊明：フィジカルアセスメントガイドブック 第2版—目と手と耳でここまでわかる，医学書院，2011

参考文献

・山内豊明（監），岡本茂雄（編）：生命・生活の両面から捉える訪問看護アセスメント・プロトコル 改訂版，中央法規出版，2015
・Yamauchi, T：Japan：Nursing Theory of Physical Assessment. In：Fitzpatrick J, et al., eds., Conceptual Models of Nursing：Global Perspectives, 5th Edition, Pearson, 2015
・山内豊明：呼吸音聴診ガイドブック—見る・聴く Web 付録付，医学書院，2018

8 | 感染防止の基礎

佐居　由美

《**目標＆ポイント**》　看護の対象者に直接的にケアを行う看護職にとって，感染防止対策の遵守は必須である。本章では，感染の成立と予防について基本的な知識として手指衛生，個人防護具の活用，場面に応じた感染予防策を説明し，感染拡大の防止のための対策について紹介する。
《**キーワード**》　感染の成立と予防，標準予防策（スタンダードプリコーション），感染経路別予防策，手指衛生，個人防護具，感染管理プログラム

1. 医療関連感染とは

　医療関連感染（healthcare-associated infection：HAI）とは[1]，病院に限らず，外来，高齢者介護施設，在宅などのあらゆる医療現場において医療サービスを受ける，または，提供する過程で起こる感染である。ベッドサイドに一番近い医療従事者である看護職が，感染管理に関する正しい知識と技術をもつことは，HAI 防止に大きく貢献する。

2. 感染の成立と発生までの過程

　微生物がほかの生物の体内に侵入して増殖し，寄生状態が成り立つことを感染という[2]。微生物は環境に存在するだけでは感染は成立しない。感染は，感染が成立する要件が連鎖し発生する。連鎖のプロセスのどこかを断ち切ることで，感染を予防することができる（**図 8-1**）[1]。

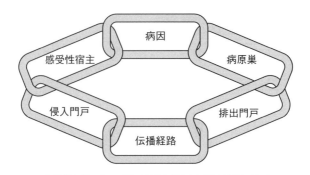

この連鎖のどこか1ヵ所でも断ち切れば感染は予防できる。
出典：坂本史衣『基礎から学ぶ医療関連感染対策―標準予防からサーベイランス
まで，改訂第3版』南江堂，2019年，p1[1]より許諾を得て改変し転載

図8-1　感染成立の連鎖

(1) 感染成立の連鎖

(1) 病　因

　病因とは，生物学的化学的物理学的な要因をさす。HAIの病因は，微生物やタンパク質性感染粒子などの感染性因子である。

(2) 病原巣

　感染性因子が存在でき，条件がよければ増殖できる場所を病原巣という。感染源が病原巣であるとは限らない。医療施設において感染源となることが多い病原巣は，①患者，②医療従事者，③医療機器，④環境（特に高頻度接触環境表面：第6節参照）である。

　感染源となりうる患者や医療従事者は，ケースとキャリア（保菌者）に分けられる。

　ケース：感染症を起こしている人や動物。

　キャリア：感染徴候や症状がないまま特定の感染性因子を保有する人や動物で感染源となりうる。

（3）排出門戸

　感染性因子が宿主（微生物が寄生する生物）から出る時に通る身体部位を，排出門戸という。通常，病因が存在する身体部位をさす。

　例）ノロウイルスは，下痢便や吐物に混ざり，消化管を通って体外に排出される。

（4）侵入門戸

　感染性因子が宿主の組織に侵入するために，通過する身体部位を侵入門戸という。特定の感染性因子にとって排出門戸と侵入門戸は同じことが多い。

　例）結核菌では，気道は排出門戸であると同時に侵入門戸でもある。

（5）感染経路（伝播経路）

　感染性因子が排出門戸を出てから侵入門戸にたどり着くための手段を，感染経路（伝播経路）という。以下の 5 つがある。

・接触感染

　HAI でもっとも多い感染経路である。キャリアに触れることで伝播が起こる直接接触と，汚染された物や環境表面を介する間接接触がある。薬剤耐性菌及びクロストリジオイディスディフィシルやノロウイルスなど。

・飛沫感染

　咳，くしゃみ，会話などの際に飛沫に含まれた微生物が飛び出し，比較的近く（2〜3 m 以内）にいる人の目や鼻，気道の粘膜と接触することにより感染する経路である。インフルエンザ，風疹，流行性耳下腺炎，マイコプラズマ肺炎など。

・空気感染

　咳，くしゃみ，会話などの際に飛沫に含まれた微生物が飛び出し，乾燥した後，約 5 μm 以下の粒子に付着して空気中を漂い，近くの人に限

らず遠くにいる人が吸入することで感染する経路である。肺結核，麻疹，水痘は空気感染する。

・一般媒介感染

汚染された食物，器具，輸液などを介する感染経路である。医療施設のアウトブレイクでしばしばみられる感染経路である。

・ベクター媒介感染

蚊，ダニ，ノミなど感染性因子を保有する生物であるベクターを介した感染経路で。ベクターの多くは感染した宿主を吸血する際に感染性因子を獲得し，その後，別の宿主を吸血する際に感染性因子を注入して感染させる。

(6) 感受性宿主

感受性宿主は，感染や発病を防ぐ力のない人や動物である。感受性は宿主の遺伝的要因，特異的免疫（ワクチン接種や感染などにより獲得した抗体による特異的防御反応），非特異的要因（皮膚や粘膜，貪食細胞による自然免疫，胃酸や気道の線毛上皮細胞，咳嗽反射などの非特異的な防御機構）に左右される。

(2) 感染成立の連鎖に基づく医療関連感染（HAI）予防の考え方

(1) 病原巣への対策

HAI は患者自身の正常細菌叢によっても起こりうる。このため，患者や環境に存在するあらゆる微生物を抗菌薬や生体消毒剤で殺滅することは HAI 予防につながらない。むしろ，薬剤耐性菌感染症のリスクや消毒剤の毒性に患者や職員をさらすことになる。

そのため，病原巣への対策は，感染症の早期診断と治療，医療器具の適切な洗浄，消毒，滅菌や清潔な環境を保つ清掃などが重要となる。

(2) 排出門戸への対策

口や鼻から微生物が飛散しないよう呼吸器症状のある人にマスクを着

用してもらうことや，滲出液の多い創部を十分に被覆することが対策となる。

（3）侵入門戸への対策

　微生物の侵入を防ぐため，皮膚や粘膜のバリア機能を正常な状態に保つ。皮膚に褥瘡などの創傷を作らない，カテーテルやチューブ類の使用を最低限としか早期に抜去する，これらの医療器具を無菌操作で挿入し清潔に管理すること，などがある。

（4）感受性宿主への対策

　予防接種，栄養状態の改善などが感受性宿主対策となる。

（5）感染経路（伝播経路）への対策

　HAI の感染性因子のほとんどは，接触，飛沫，空気のいずれかの経路で感染する。これらの感染経路を遮断することで，多くの HAI を予防できる。第 5 節で説明する標準予防策や感染経路別予防策などの基本

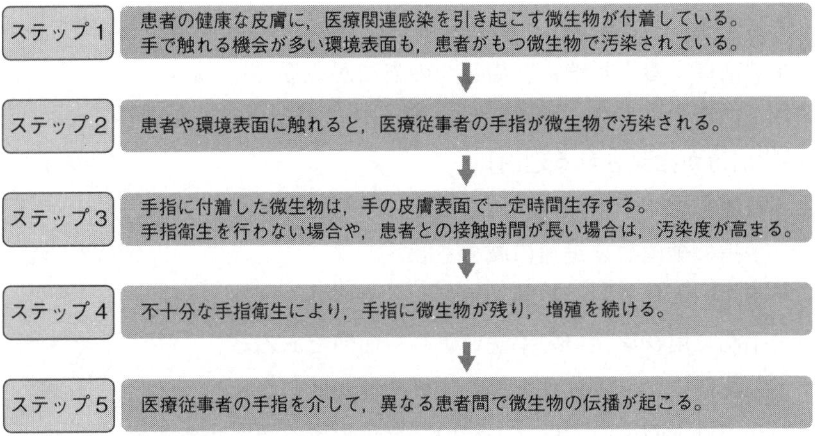

ステップ1	患者の健康な皮膚に，医療関連感染を引き起こす微生物が付着している。手で触れる機会が多い環境表面も，患者がもつ微生物で汚染されている。
ステップ2	患者や環境表面に触れると，医療従事者の手指が微生物で汚染される。
ステップ3	手指に付着した微生物は，手の皮膚表面で一定時間生存する。手指衛生を行わない場合や，患者との接触時間が長い場合は，汚染度が高まる。
ステップ4	不十分な手指衛生により，手指に微生物が残り，増殖を続ける。
ステップ5	医療従事者の手指を介して，異なる患者間で微生物の伝播が起こる。

出典：坂本史衣『基礎から学ぶ医療関連感染対策—標準予防からサーベイランスまで，改訂第3版』南江堂，2019年，p11[1] より許諾を得て改変し転載

図 8-2　手指を介した微生物の伝播様式

的な感染対策は，感染経路を遮断するための手段である。

3. 手指衛生

(1) 手指を介した微生物の伝播様式

　HAI の多くは医療従事者の手指と直接接触により伝播する（**図 8-2**)[1]。そのため感染管理において手指衛生は非常に重要である。

(2) 手指衛生のタイミング

　WHO は，手指衛生の5つのタイミングを推奨している（**図 8-3**)。

　患者ゾーンは患者が保有する微生物で汚染されている。一方で医療ゾーンは他の患者や医療従事者が保有する微生物で汚染されている。適切なタイミングで手指衛生を行うことにより，患者ゾーンと医療ゾーンに存在する微生物が手指を介して交差するのを防ぐことができる（**図 8-4**)[1]。

(3) 手指衛生の方法と選択基準

　手指衛生には，「石鹸と流水を用いる手洗い」と「速乾性擦式アルコール製剤による手指消毒」の2つの方法がある。

　以下の理由により，「手指消毒」が，より推奨されている。

[**手指消毒が推奨される理由**]
　　・石鹸に比べて一過性細菌の殺滅に有効である。
　　・手指の細菌数を迅速に減少させる。
　　・手洗いよりも所要時間が短い。
　　・手洗い用シンクでの手洗いよりも簡便である。
　　・手洗いに比べ手荒れを起こす可能性が低い。
ただし，以下の場面では「手洗い」を選択する必要がある。

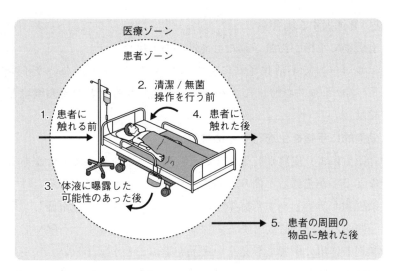

出典：World Health Organization 『WHO guidelines on hand hygiene in health care』をもとに
作成

図 8-3　世界保健機関（WHO）が推奨する手指衛生の 5 つのタイミング

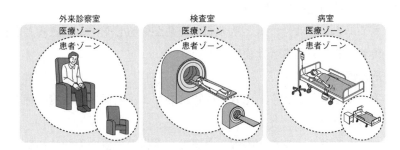

出典：坂本史衣『基礎から学ぶ医療関連感染対策―標準予防からサーベイランスまで，
改訂第 3 版』南江堂，2019 年，p13[1] より許諾を得て転載

図 8-4　患者ゾーンと医療ゾーン

「手洗いを選択する場合」

・有機物で手指が汚染された可能性がある場合。

・アルコールで不活化されにくいエンベロープをもたないウイルス（ノロウイルスなど）による感染症が疑われる患者や周囲環境との接触後。

(4) 効果的に手指衛生を行うためには

　手指衛生により皮膚が乾燥すると，皮膚が炎症を起こす場合がある。炎症などで手が荒れると痛みが発生し，手指衛生が困難になるだけでなく，微生物が定着しやすく感染源になりやすい。保湿剤を常備し，手荒れを予防することが必要である。保湿剤は使用感がよく，石鹸やアルコール製剤の作用に影響を与えない製品を選ぶことが望ましい。アルコール過敏症が原因でアルコール製剤を使用できない医療従事者のために，アルコールフリーの手指消毒薬の採用を医療機関が検討することも必要である。また，必要に応じて皮膚科を受診できる体制を整える。

　また，効果的に手指衛生を行うために下記が推奨される。

[効果的な手指衛生のために]

・ネイルチップは付け爪と爪の間に細菌が繁殖しやすい。患者と直接接触する医療従事者は使用しない。

・爪は短く切る。

・手首まで洗えるよう，患者と直接接触する医療従事者は腕に時計を着用しない。

・ハンカチやタオルなどの湿った布は，手指の細菌で汚染されやすいため繰り返し使わない。共有しない。

・石鹸液は継ぎ足しは行わない（細菌汚染を生じることがある）。ディスペンサーの中の石鹸カートリッジを交換するタイプを用いるかポンプ式を用いる。ポンプ式は薬液がなくなったら，容器を廃棄す

ることがもっとも望ましい。難しい場合は洗浄と消毒を行い，十分に乾燥させてから容器に石鹸を補充する。

4. 個人防護具の活用

　手袋やガウンなど，感染症を引き起こす恐れのある微生物から身を守るために着用する物を個人防護具（personal protective equipment：PPE）という。

　PPE は標準予防策（第 5 節）の考え方に基づき，感染の有無に関係なく，血液，すべての体液，分泌物，汗以外の排泄物，創傷のある皮膚，粘膜に曝露する可能性がある場合に使用する。医療従事者はケアや処置の際に，体のどの部分にどの程度の曝露が生じ得るかをアセスメントし，適切な PPE を選択する必要がある（**図 8-5**）[1]。PPE は血液など

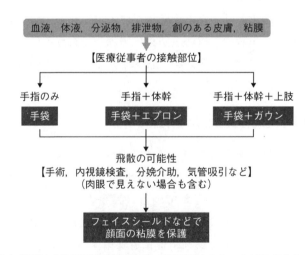

出典：坂本史衣『基礎から学ぶ医療関連感染対策―標準予防からサーベイランスまで，改訂第 3 版』
　　　南江堂，2019 年，p21[1]より許諾を得て転載

図 8-5　個人防護具の選択基準

感染性のある物質による汚染を最小限にとどめるために, 適切な方法で着用し, 取りはずす必要がある。

5. 予 防 策

感染を管理するために実施される予防策には標準予防策と感染経路別予防策がある。

(1) 標準予防策

標準予防策（スタンダード・プリコーション）[3]とは, 感染症の有無にかからわず, すべての患者に適用する予防策である。すべての患者の「血液」「汗を除くすべての体液, 分泌物, 排泄物」（湿性生体物質）や, 「傷のある皮膚」「粘膜」を感染する可能性のあるものとして取り扱うことで, 感染のリスクを減少させることを目的に行う。

(2) 感染経路別予防策

感染経路別予防策とは, 標準予防策だけでは伝播を予防することが難しい病原体をもつ患者や, 標準予防策に追加して行う感染対策である。感染経路別予防策には接触予防策, 飛沫予防策, 空気予防策の3つがある（**図 8-6**）[3]。

6. 高頻度接触環境表面の清掃

患者の療養の場である病室のドアノブやベッド柵など, 手が多く触れる高頻度接触環境表面（high-touch surface：HTS）は, 患者が保有する病原体で常に高度に汚染されている（**図 8-7**）[1]。そのため, HTS は手が触れることの少ない環境表面に比べ, より頻繁に丁寧に, 拭き掃除を行うことが推奨される。薬剤耐性菌を保菌する患者病室の HTS の清掃には, 低水準消毒薬を浸漬させたクロスなどを使用し, 1日1回以上拭き掃除をすることがのぞましい。

接触予防策	飛沫予防策	空気予防策
対象：接触感染する感染症 例）MRSA などの薬剤耐性菌，単純ヘルペスウイルス，クロストリジオイデス・ディフィシル感染症，疥癬，水痘など	対象：飛沫感染する感染症 例）インフルエンザ，風疹，流行性耳下腺炎，百日咳，マイコプラズマ肺炎，水痘など	対象：空気感染する感染症 例）結核，水痘，麻疹など

感染経路別予防策

標準予防策
感染症の有無にかかわらず，すべての患者に実施

出典：齋藤潤栄『感染予防のための基本技術，看護学テキストシリーズ NiCE　感染看護学（操　華子，川上和美編）』南江堂，2022 年，p88[3] より許諾を得て転載

図 8-6　標準予防策と感染経路別予防策

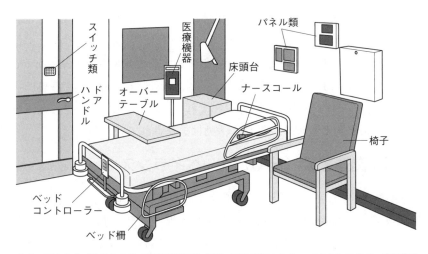

出典：坂本史衣『基礎から学ぶ医療関連感染対策―標準予防からサーベイランスまで，改訂第 3 版』南江堂，2019 年，p125[1] より許諾を得て転載

図 8-7　高頻度接触環境表面の例

7. 感染性廃棄物の取り扱い

　医療現場ではさまざまな廃棄物が排出される。感染性廃棄物[1]の適切な処理は，感染管理において必須であり，「廃棄物の処理及び清掃に関する法律（廃棄物処理法）」に基づいて行われる。

8. 感染管理プログラム

　HAI の発生は，患者に心身への苦痛をもたらす。また医療機関や国の医療費を大きく逼迫する。そのため，すべての医療機関において，HAI を予防するための有効な感染予防と管理プログラムを構築することが求められる[3]。

　感染予防と管理プログラムに求められる要素を WHO は発表している（**表 8-1**）[3]。

　感染予防に取り組むため医療機関に感染対策委員会（infection control committee：ICC）が設置されており，医療機関の責任者直下に位置づけられる。ICC が決定した事項を実行する感染対策チーム（infection control team：ICT）が置かれ，感染症専門医，感染症看護専門看護師など，専門的な資格保持者が含まれる。ICC と ICT を中心に医療機関の感染予防と管理プログラム活動は推進されていく[3]。

9. 医療関連感染（HAI）サーベイランス

　HAI サーベイランス[1]とは，「疾病予防や健康増進のために活用される医療データの継続的，系統的，収集，分析，解釈，拡散」と定義される。サーベイランスでは，HAI の発生率と予防のために行うさまざまな対策の実施率を評価する。

　サーベイランスにより，日常的な HAI の発生頻度や感染対策の実施

表 8-1　WHO による感染予防と管理プログラムの要素（医療機関に求められる内容）

要素 1　感染予防と管理プログラム
効果のある感染対策個活動を通じ，医療関連感染を予防し，薬剤耐性菌対策を推進させることを目標に急性期の医療機関には，感染予防と管理のプログラムと専任の訓練を受けたチームを設置すべきである
要素 2　国と医療機関レベルの感染予防と管理のガイドライン
医療関連感染と薬剤耐性菌を減らす目的で，エビデンスに基づいたガイドラインを開発し，実践すべきである。ガイドラインの実践を成功裏におさめるためにはガイドラインの推奨への遵守のモニタリングが含まれる
要素 3　感染予防と管理の教育と訓練
チームやタスクごとに適切な方略を用いて全医療従事者を対象に感染予防と管理の教育を実施すべきである。医療関連感染や薬剤耐性菌のリスクを減らすためのベッドサイドでの教育やシミュレーション訓練も含める
要素 4　医療関連感染サーベイランス
感染予防と管理のための介入やアウトブレイクの発見のために各医療機関に必要な医療関連感染サーベイランスを実施するべきである。医療従事者や関係部署さらには国内のネットワークに結果をタイムリーにフィードバックする薬剤耐性菌サーベイランスも含める
要素 5　感染予防と管理のための活動の実践のための多様な方略
実践の質を向上させ，医療関連感染と薬剤耐性菌を減らすために，多様な方略を用いて感染予防と管理の活動を実施すべきである
要素 6　感染予防と管理の実践，フィードバックに関するモニタリング・監査と活動のコントロール
感染予防と管理のスタンダードに準じた臨床実践であるかどうかについての定期的なモニタリング・監査とタイムリーなフィードバックを実施するべきである。これは，医療機関レベルで医療関連感染と薬剤耐性菌を予防・制御するためである。フィードバックは監査を受けたスタッフとともに関連する職員全員に実施すべきである

出典：操　華子『感染管理プログラム（感染管理活動）とは，看護学テキストシリーズ NiCE 感染看護学（操　華子，川上和美編）』南江堂，2022 年，p 215[3]より許諾を得て転載

頻度が明確になり，改善に向けた具体的な目標値を設定できる。また，サーベイランスを行うことで HAI が日常的な頻度以上に発生していることが早期に発見されれば，伝播の拡大や患者の重症化が予防される。

　加えて，サーベイランスの結果を職員と共有することで，感染対策を実施する動機づけがうまれ，行動変容が導びかれる。医療施設の感染対

152

表 8-2　効果的なフィードバックのポイント

- ・データ収集から可能な限り間を置かずに行う。
- ・対象部門の値と施設全体の目標値との比較を可能にする。
- ・対象部門における経時的変化を把握できるようにする。
- ・部門や診療科間の比較を可能にする。
- ・改善点や課題を具体的に示す。
- ・ポジティブなフィードバックとネガティブなフィードバックを組み合わせる。
- ・双方向である。

出典：坂本史衣『基礎から学ぶ医療関連感染対策—標準予防からサーベイランスまで，改訂第3版』南江堂，2020年，p175[1] より許諾を得て転載

策上の問題を，数字により「可視化」する作業がサーベイランスである。「可視化」により，感染対策の評価や改善，効果的な教育が可能となる。

　HAI の予防がサーベイランスの最終目的である。そのため，サーベイランスデータは効果的な方法（**表 8-2**）[1]で，現場にフィードバックされる必要がある。

10. 感染予防における看護師の責務

　看護職は患者と直接的に接することが多い医療職である。感染を管理し HAI を予防するために，看護職は適切な感染予防策を実践する責務がある[2]。加えて，自らが感染源とならぬよう，常に健康管理に努める必要がある。

学習課題

1. 感染成立の連鎖において，看護師が最も「断ち切れる」鎖はどこか考えてみよう。
2. 3つの感染対策予防策の実施方法を復習しておこう。
3. 感染を予防するためにサーベイランスがどのように活用されている

か考えてみよう。

引用文献

1）坂本史衣：基礎から学ぶ医療関連感染対策　改訂第 3 版，南江堂，2019
2）新見明子：第 4 章感染予防の技術，深井喜代子編.〈新体系 看護学全書〉基礎看護学 基礎看護技術Ⅰ 第 6 版，メヂカルフレンド社，236-288，2021
3）操　華子，川上和美：感染看護学，南江堂，214-222，2022

参考文献

・松尾ミヨ子，城生弘美，習田明裕，金　壽子編：ナーシング・グラフィカ　基礎看護学③ 基礎看護技術Ⅱ 看護実践のための援助技術，メディカ出版，2022
・阿曽洋子，井上智子，伊部亜希編：基礎看護技術 第 8 版，医学書院，2019

9 | 安全と安楽

佐居　由美

《**目標＆ポイント**》　安全と安楽は看護における基本原則として重要であり，看護技術（看護ケア）を実践するうえでの必須条件である。安全については，看護における安全管理の基礎や具体的な実践内容を注意点とともに説明する。安楽については，安楽の定義，ボディメカニクスの活用，ノーリフト®ケア，安楽な姿勢や体位などについて説明する。

《**キーワード**》　安全管理（セーフティマネジメント），転倒・転落，ボディメカニクス，安楽な姿勢・体位

1. 安全管理（セーフティマネジメント）

（1）医療安全の意義と確保[1]

　安全とは，損傷を受けるなどの危険にさらされていない状態をいい，医療安全とは医療行為における安全を意味する。医療安全は医療を提供される側である患者と，提供する側である医療従事者の双方が危険にさらされずに守られている状態という意味も含む。

　患者にとっての安全とは，治療や療養の過程において人為的な失敗がなくケアを受けられる状態であり，医療従事者側にとっては，感染症や針刺し事故などの危険に極力さらされることなく医療に従事できる状態をいう。

　医療現場には安全が脅かされる状況が少なくない。そのことを，患者と家族，医療従事者は双方で認識し，互いの協力のもと医療安全に取り組む必要がある。医療従事者は安全にかかわる技術を身につけ，チーム

や組織の中で危険が最小限になるよう安全管理対策を行う。そして患者自身も積極的に，自分の医療安全にかかわってもらうことが重要である。

[医療安全に関連する用語][1]

　医療安全に関わる用語に，医療事故と医療過誤がある。

　「医療事故」はアクシデントともいい，医療従事者の行為（過失または偶然）によって，対象者や医療従事者自身に思わぬ悪い結果が生じた場合をいう。また，事故になる前に発見されたり，身体への影響が発生しなかった場合を「インシデント（ヒヤリハット）」という。

　「医療過誤」は，医療事故のうち医療従事者の過失によって生じた場合で法的責任を伴う。

(2) 看護師に関連した事故

　看護業務には「診療の補助」と「療養上の世話」があるが，「診療の補助」に関連した事故として，与薬，チューブ管理，医療機器の誤作動などがあり，「療養上の世話」に関しては，移動に伴う転倒転落，食事中の窒息・誤嚥・異食，入浴中の事故，熱傷・凍傷などがある[2]。

　ここでは「療養上の世話」に関する事故について説明する。

(1) 排泄介助中の転倒[3]

　患者の転倒転落のほとんどは「排泄介助中の転倒」である。特に，「排泄が終わるまでに一時的に介助者が離れた際に患者が自力で動いたための転倒」が多い。「待つ」という判断そのものができない患者，判断はできても看護師を再び呼ぶことへの遠慮，自分でしたいという自立への願望によって，患者は自ら動き転倒する。できるだけ，患者を待たせない対応が必要となる 。

(2) 歩行介助中の転倒[3]

　患者の歩行介助中に，患者のバランスが崩れたり，方向転換時のふら

つきを看護師が支えきれず，転倒するケースが多い。安全ベルトなどを装着し，保持すると支えやすい。

(3) 車椅子とベッド・トイレ間の移乗介助時の転倒

　転倒は看護師が1人で，患者を介助する時に多く発生している。介助前には患者の身体状況を十分にアセスメントし，決して1人で無理して行わない。車椅子のストッパーのかけ忘れ，患者の履物の摩擦係数などにも十分気をつける。

(4) 体位変換・清拭時の転落[3]

　看護師が1人で体位変換を行う際に，患者の身体が回転して転落したり，清拭中，看護師が少しの時間ベッドから離れた時に柵が下がったベッドから患者が転落することがある。

(5) 入浴中の転倒，熱傷[4]

　入浴中に発生する事故には，浴室での転倒，熱傷，溺れ，入浴中の急変がある。もっとも多いのは浴室での転倒である。浴室は床が滑りやすいため，より安全対策が必要となる。

　熱さを感じることのできない感覚障害や，自ら熱湯を避けることのできない運動障害のある患者には，熱傷に十分注意する必要がある。入浴介助時，介助者は手袋を装着しているため，湯の温度が高くなっていても気づきにくい。適時，素手や上腕内側で湯温を確認する必要がある。

(6) 異　食[4]

　異食とは食物以外の物を摂取する行為で，認知症の行動心理症状のひとつである。看護師が病室に置き忘れた軟膏や吸引チューブの消毒剤，石鹸などが異食される。トイレの消臭剤・芳香剤も異食されることがあるが，これらは石油系製品やアルカリ性製品が多く，異食されると重大事故につながる。

　また，患者の生活の場である病室では，患者の安全をおびやかす危険
は，回避しなければならない。

[病室環境における転倒・転落に関する危険]5)

・ベッド柵・ナースコールなどの戻し忘れ

　　ベッドメーキングの際にベッド柵やナースコールなどを移動させた
まま戻し忘れると，患者はナースコールを押せず，無理に動き転落し
てしまう。退室時には，必ずナースコールやベッド柵を確認する。

・易可動性のオーバーベッドテーブルなどで体勢を支える危険

　　患者が立位時などに，ストッパーのかかっていないオーバーベッド
テーブルにつかまり，オーバーベッドテーブルが動き転倒する例がある。

・床の水滴

　　清拭や足浴時には，床の上の水をこぼすことが少なくない。水滴に
より床が滑りやすくなり，転倒のリスクが高まる。病室の床が濡れて
いないかどうか常に点検し，濡れた箇所は，必ず拭き取り転倒防止に
努めることが重要である。

(3) 看護師の労働安全衛生上の事故と防止対策

　看護師は職務上，医療現場で，さまざまな労働安全衛生上の事故に遭
遇する。正しい知識をもって，自らの身の安全を守る必要がある6)。

(1) 職業感染：看護師が直面するさまざまな職業感染6)

①血液，体液媒介感染

　B 型肝炎ウイルス（hepatitis B virus：HBV），C 型肝炎ウイルス
（hepatitis C virus：HCV），ヒト免疫不全ウイルス（human immu-
nodeficiency virus：HIV）は，血液・体液が媒介する病原体で，主な感
染経路は，針刺し・切創（以下，針刺し事故と略す）である。

・針刺し事故の現状6)

　　職業感染制御研究会による「エピネット日本版サーベイランス

2015」（エイズ拠点病院 93 施設の針刺し・切創 6,192 件の解析）によると，受傷者の職種の約半数が看護師であった。

・針刺し事故防止策[6]

職業感染制御研究会は，針刺し事故防止策として，注射器や針を取り扱う際には，①リキャップをしない，②翼状針などの安全装置はきちんと最後まで作動させる，③使用済みの鋭利器材はトレイで運ばない，④使用後の注射器や注射針などは素手で扱わない，⑤使用後の注射針などは放置せずにすぐに廃棄する，⑥使用後の注射針などは必ず使用者が責任をもって廃棄する，などのルール確立を求めている。

・針刺し事故発生時の対応[6]

針刺し事故発生直後は，ただちに，創部を石鹸と流水で 10 分以上洗浄する。同時に，上司および感染対策の部署に報告し，針刺し事故対応外来を受診し，感染症検査（HBs 抗原，HBs 抗体，HCV 抗体，HIV 抗体）や肝機能検査を行う。

(2) 抗がん剤の曝露[6]

Hazardous Drugs（HD）とは，取り扱う医療従事者に健康被害をもたらす（可能性を含む）薬剤のことである。抗がん剤は HD の代表で，発がん性，催奇形性，生殖毒性などを有するため，職業曝露対策が必要である。

皮膚や気道からの吸収を防ぐための手袋，マスク，防護メガネやガウンなどの個人防護具を必ず着用し，薬剤を取り扱う。看護師は抗がん剤曝露に関する正しい知識を習得し，曝露を防ぐことが重要である。

(3) 放射線被曝[6]

放射線診断・治療は医療現場において日常的に行われ，看護師の職業被曝の機会も増えている。放射線科の看護師のみならず，すべての看護師が不要な被曝を避けるための知識をもっていなければならない。

[外部被曝防護の3原則]

　不要な外部被曝を減らすため，下記の3原則を理解し実行する。

　時間：被曝線量は放射線源と接する時間に比例して増加する。放射線源のある部屋に立ち入る時間をできるだけ短くする。

　距離：被曝線量は放射線源からの距離の2乗に反比例する。放射線源からの距離を2倍にすれば1/4になる。

　遮蔽：線源と身体のあいだに遮蔽物を置く。血管造影などで透視中に立ち入る場合は，鉛の防護エプロンを着用することで，被曝線量は1/10程度に減少できる。

（4）院内暴力[6]

　2000年初めから患者やその家族などによる職員への暴言・暴力・セクシャルハラスメントなどの院内暴力が問題になっている。

　医療機関は，院内暴力対策マニュアルを整備し発生時の速やかな応援警備員警察への通報など保安体制を整えておかなければならない。また，院内暴力を受けたら，自身の対応が悪かったと自らを責めたり，仕方がないとあきらめたりすることなく医療事故やインシデントと同様に上司や安全管理の部署に報告する。暴言やセクシャルハラスメントは報告対象と認識されていなかったり，報告方法が周知されていないことも多いため，組織上の整備が必要である。

（4）組織的な医療安全管理の考え方[7]

　システムとは，ある目的のために複数の要素が有機的に連携して機能している集合体のことである。医療は，複雑かつ高度なシステムによって提供されている。人間が間違いを犯しやすくなる，あるいは，間違いの発見を困難にするシステム上の問題（システム要因）は複数存在し，「人」の知識・技術の低下を招く不十分な院内教育，「人」同士の連携やコミュニケーションの悪さ，「人」の誤りを誘発するハードウェア，

「人」が守りにくいあるいは不備のあるルールなどのソフトウェア，さらにこれらに対する不適切なマネジメント，安全を軽視する組織風土などがあげられる。

　間違いを犯しにくくする医療システム，万が一，間違っても事故につなげない医療システムへと改善するためには，職種・スタッフ間の連携や情報伝達・共有などコミュニケーションのあり方，医療機器・薬剤の採用・保管のあり方，業務ルール，業務・労働体制，環境・設備，院内教育・研修のあり方などを，よりよくする必要がある。特に重大事故の要因になりやすいコミュニケーションの問題は最も重要な改善課題である。これらの改善には，組織横断的な取り組みが必要になる。

　英国のヒューマンエラー研究の第一人者であるジェームズ・リーズンは安全文化とは「情報に立脚した文化」で，次の4つの重要な要素から構成されると述べている。

① 「報告する文化（自らのエラーやニアミスを報告しようとする組織の雰囲気）」
② 「正義の文化（人間の不安全行動のうち，許容できる行動と許容できない行動の境界を明確に理解させる）」
③ 「柔軟な文化（危険に勅命した際は官僚的なピラミッド型組織から前線にいる業務の専門家に権限を委譲させる組織の柔軟性）」
④ 「学習する文化（過去や他施設の事故や安全情報から学び必要な改革を実行する意思をもつ）」

　つまり，安全文化は，職員全員が事故やヒヤリハット（インシデント）を積極的に報告して共有し，改善すべきことは改善するという強い意識を日々継続してもち活動するなかで培われる。

　組織的に医療安全活動を行うためには，体制づくりが必要になる。医療安全管理委員会は，安全管理体制の確保と推進のために設けられた組

織の中央委員会で，各部署や職種の安全管理の責任者などからなる委員
で構成される。

　医療安全管理を担当する部署と医療安全管理の実務の担当者は，①報
告された事故やヒヤリハット事例（インシデント）の集計分析評価，②
事故防止対策の立案，職員への周知徹底，③医療事故の調査委員会の調
整，関係機関への報告，④医療安全に関する教育研修の企画と実施，⑤
医療安全情報の配信や広報誌の発行，⑥医療事故防止対策マニュアル等
の整備など，広範な実務を担当する。医療安全管理の実務を担うものは
セーフティマネージャーなどと呼ばれ，多くの施設で師長クラスの看護
師が任命されている。

2. 安　楽

(1)「安楽」の定義

　安楽は人間の基本的な欲求であり，看護の基本原則として，安全・自
立とともに重視される要素である[8]。そして，「(患者が) その人らしく
日常生活を過ごし，危険がなく，身体的精神的に苦痛のない状態」と定
義されている[9]。患者の安楽な状態は，患者自身が楽であると感じる主
観的な状態であるため，看護師は常に，患者自身がどのように感じてい
るか，患者の主観的な状態に配慮し，患者に安楽を提供する必要があ
る。

(2) 患者の安楽のための援助

　看護職は患者を安楽にすることを目的に看護ケアを行う。ここでは患
者を安楽にする手段のひとつである安楽な体位の保持および安楽な移動
について説明する。

　心身に支障のない場合，人は自ら安楽な体位をとることができる。医
療現場では，手術や治療上の制約により同一体位を余儀なくされたり疼

痛や麻痺，意識障害のために身体を動かすことができない状況が発生する。同一体位を長時間続けることは身体的苦痛のみならず，褥瘡の発生，沈下性肺炎などさまざまな弊害を引き起こすため，看護職は定期的に患者の体位変換を行い，安楽な体位を保持する必要がある[10]。

　患者の体位変換を行う場合，看護師はボディメカニクスを活用する。

（1）看護実践におけるボディメカニクスの活用[11]

　ボディメカニクスとは身体の骨格や筋肉内臓などの各系統間の力学的相互関係による姿勢や動作である。もちあげる，移動する時などに，力学的相互作用が良好に保たれ，動作が円滑に行われる状態が理想的なボディメカニクスといえる。看護者の腰痛の職業的要因は多岐にわたり，特に中腰，前屈，体を捻る，しゃがむ，上肢を伸展した姿勢による作業負荷は腰痛を助長する。ボディメカニクスの知識・技術を身につけることで，看護者は自身の筋肉と骨格を有効に用いることができ，身体負担の少ない方法で看護援助を提供できる。看護実践において重要なボディメカニクスの3つの要素とその根拠を以下に示す。

1）看護者の身体の安定をよくする

　看護援助や作業を行う場合，身体の安定が悪いと倒れやすくなる。また倒れないようにするために余分な筋肉の緊張や疲労を招く。身体の安定をよくするには，①支持基底面を広くとり，重心は低くし，重心線が支持基底面の中にあること，②よい姿勢を保つこと，③立位や歩行時には滑りにくい靴を履くことが重要である。よい姿勢を保つには生理学的には筋肉や骨格，内臓などに過度な負担や圧迫がかからない状態であること，力学的には体が安定していること，また，不安は神経や筋肉の緊張を引き起こすため心理的に安定していることが大切である。

2) 作業域を考慮する

　　看護援助を行う前には，安全に実施できるか，不良姿勢にならない環境であるかを確認する必要がある。作業域とは何らかの作業のために必要とされる一定の空間を示す。無理な姿勢を強いることなく効率的な力を活用できるような作業域を至適作業域という。看護者は実施する看護援助や作業の具体的な内容を考え至適作業域を検討する。

3) 力を効率よく用いる

　　患者の体重を支えたり，移動したりする姿勢や動作は，腰椎椎間板にかかる荷重負担が大きく，腰椎の圧迫損傷という危険がある。身体の安定をよくし，作業域を考慮し，トルク（回転効果）や作用・反作用を利用したり，摩擦力を減らすなどの力学作用を用いると，同じ重さの物でも小さな力で移動させたりもちあげたりでき，身体にかかる負担も少なくなる。

(2) ボディメカニクスからみた作業姿勢[12]

　作業姿勢とは，動作する時の姿勢であり，安定した作業姿勢は次のような条件を満たしている（**図 9-1**）[12]。

・支持基底面を広くするために，立位の場合でも，両足を前後または左右に開いている。

・重心線が体の支持基底面内を通っている。

・重心を低くするために，立位の場合でも，両足を開き，膝関節を曲げている。

・自分の重心を作業対象である物体の重心に近づけている。

・動き出そうとする方向に足先を向けている。

・腹筋を引き締めて，左右の殿部に均等に力をかけている。

・移動する時や強く片側に引っ張る時は，片方の足からもう片方の足に体重を移すことで重心を移動させている。

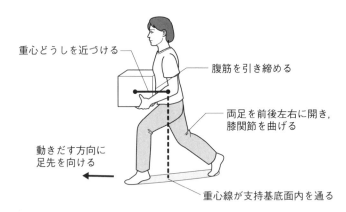

重心どうしを近づける

腹筋を引き締める

両足を前後左右に開き、膝関節を曲げる

動きだす方向に足先を向ける

重心線が支持基底面内を通る

出典：深井喜代子編，岩脇陽子著『新体系看護学全書基礎看護学②基礎看護技術Ⅰ第6版』メヂカルフレンド社，2021年，p329[12]より引用

図 9-1　安定した作業姿勢

(3)　ノーリフト®ケア

　看護業務は立位での作業が多いだけでなく，前かがみになってベッド上の患者のケアを行う場面が多々ある。看護者の腰痛有訴率は年々増加し，80％以上が腰痛を抱えながら仕事をし，腰痛が離職の原因となっていることが2013年に報告されている[13]。そのため，職場における腰痛予防は人材確保の観点からも重要な課題となっている。腰痛予防に取り組んでいる病院の割合は2014年は38.2％であり，メンタルヘルス対策の63.3％と比較して少ない[14]。2013年に「職場における腰痛予防対策指針」が改定されたものの，十分な腰痛予防対策がされていない状況があった。

　近年安楽でない姿勢，不良姿勢による身体に負担のかかる作業が見直され，ノーリフト®ケアの普及推進が図られている[15]。組織として職員の腰痛予防対策に取り組むためには，労働安全衛生マネジメントを定着

させ，管理（作業管理，作業環境管理，健康管理）と教育（労働衛生教育）を総合的に実施していくことが重要となる。

　日常生活動作が自立していない患者を，ベッドから車椅子に移乗する，ベッドからポータブルトイレに移動するなどの援助は看護ケア場面でよくみられる行為である。患者の残存機能によるが，多くの場合，看護師が患者をもちあげて移乗や移動を行うため，腰痛が引き起こされていると推察される。

　看護職を含む保健衛生業では腰痛の発生が多く[16]，厚生労働省による「職場における腰痛予防対策指針」では，腰痛予防のためにスライディングボードやスライディングシートなどの福祉用具（リフト機器や補助具）を適切に使用（**図 9-2,3**）すること[17]が推奨されている。

　患者の移乗に関して，第 4・5 腰椎間で生じる椎間板圧縮力を腰部への負担を示すパラメータとした研究で，スライディングボードやスライディングシートを使用した移乗動作は，ボードやシートを使用しない移乗動作より腰部負担を有意に軽減させるという結果が出ており[18,19]，米国においても患者をもちあげない方法が提唱されて[20]，安全に患者を移乗する方法が腰痛を発生するリスクを軽減することが報告されている[21]。

　令和 3 年度の介護報酬改定において，6 区分ある「職場環境等要件」のひとつの「腰痛を含む心身の健康管理」に，「介護職員の身体負担軽減のための介護技術の習得支援，介護ロボットやリフト等の介護機器等導入及び研修等による腰痛対策の実施」が設けられ，看護・介護職の腰痛予防に向けた施策が講じられつつある[22]。

166

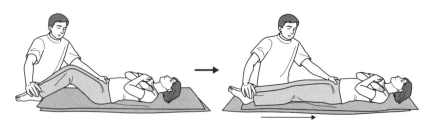

図 9-2　スライディングシートを用いた上方移動

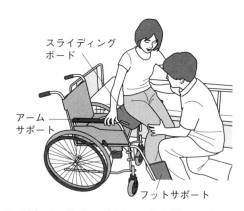

スライディング
ボード

アーム
サポート

フットサポート

図 9-3　スライディングボードを用いた車椅子からベッドへの移動

学習課題

1. 「療養上の世話」に関連する事故とその予防策を整理してみよう。
2. 看護師の労働安全衛生上の事故防止策について整理してみよう。医療従事者の方は，これまでの経験をふまえて考えてみよう。
3. 日常の看護場面におけるノーリフトケアの利点について考えてみよう。

引用文献

1) 松尾ミヨ子, 城生弘美, 習田明裕, 金 壽子編：ナーシンググラフィカ基礎看護学③ 基礎看護技術Ⅱ 看護実践のための援助技術, 84-90, メディカ出版, 2022
2) 川村治子：系統看護学講座 専門分野 看護の統合と実践［2］医療安全, 11-12, 医学書院, 2018
3) 川村治子：系統看護学講座 専門分野 看護の統合と実践［2］医療安全, 149-165, 医学書院, 2018
4) 川村治子：系統看護学講座 専門分野 看護の統合と実践［2］医療安全, 176-184, 医学書院, 2018
5) 深井喜代子：新体系看護学全書 基礎看護学① 基礎看護技術Ⅰ 第6版, 308-309, メヂカルフレンド社, 2021
6) 川村治子：系統看護学講座 専門分野 看護の統合と実践［2］医療安全, 218-233, 医学書院, 2018
7) 川村治子：系統看護学講座 専門分野 看護の統合と実践［2］医療安全. 236-246, 医学書院, 2018
8) 日本看護科学学会：第13・14期看護学学術用語検討委員会 報告書, p44, 2019. https://www.jans.or.jp/uploads/files/committee/yougo_houkokusho2019.pdf
9) 佐居由美：看護実践場面における「安楽」という用語の意味するもの. 聖路加看護大学紀要, 30, 1-9, 2004

10) 任 和子：系統看護学講座 専門分野 基礎看護技術Ⅱ 第18版，160-168，．医学書院，2022

11) 松尾ミヨ子，城生弘美，習田明裕，金 壽子編：ナーシンググラフィカ基礎看護学③ 基礎看護技術Ⅱ看護実践のための援助技術，45-61，メディカ出版，2022

12) 深井喜代子編，岩脇陽子著：新体系看護学全書 基礎看護学② 基礎看護技術Ⅰ 第6版，327-329，メヂカルフレンド社，2021

13) 中野千香子：「急性期一般病棟における看護職員の腰痛・頸肩腰痛の実態調査」結果．医療労働，563，11-18，2013

14) 日本看護協会：2014年 看護職の夜勤・交代制勤務ガイドラインの普及に関する実態調査 報告書，2015

15) 下元佳子：普及推進委員用テキストノーリフト®ケアマネジメントマニュアル：組織における職員の腰痛予防対策，ナレッジソース，2019

16) 厚生労働省：職場における腰痛予防の取組を！［参考1］職場における腰痛予防対策指針の改訂及びその普及に関する検討会報告書，p3，2013．
https://www.mhlw.go.jp/stf/houdou/youtsuushishin.html 内
https://www.mhlw.go.jp/stf/houdou/2r98520000034et4-att/2r98520000034mu2_1.pdf（2023年4月14日アクセス）

17) 厚生労働省：職場における腰痛予防の取組を！［別添］職場における腰痛予防対策指針，p28-29，2013．
https://www.mhlw.go.jp/stf/houdou/youtsuushishin.html 内
https://www.mhlw.go.jp/stf/houdou/2r98520000034et4-att/2r98520000034pjn_1.pdf（2023年4月14日アクセス）

18) 勝平純司，冨田早基，原口辰也，他：移乗補助具の使用，種類，使用姿位の違いが移乗介助動作時の腰部負担に与える影響，人間工学，46（2），157-165

19) 森永 雄，勝平純司，丸山仁司：移乗介助動作における腰部負担軽減方策：動作の工夫と補助器具使用の有効性，バイオメカニズム学会誌，36（2），104-110，2012

20) National Institute for Occupational Safety and Health(NIOSH)：Safe Patient Handling and Mobility（SPHM），https://www.cdc.gov/niosh/topics/safepatient/#Patient%20Handling%20Ergonomics（2023年4月14日アクセス）

21）Hinton, M.V.：Establishing a safe patient handling/minimal lift program. Orthopaedic Nursing, 29(5), 325, 2010

22）厚生労働省：「職場における腰痛予防対策指針」を参考に介護職員の腰痛対策に取り組みましょう，2021．https://jsite.mhlw.go.jp/miyagi-roudoukyoku/content/contents/001004132.pdf（2023 年 4 月 14 日アクセス）

10 | 食事の支援

山田　正己

《**目標＆ポイント**》
(1) 食事の意義と栄養摂取の基礎について理解する。
(2) 食事摂取のメカニズムについて理解する。
(3) 食事支援の実際を理解する。
《**キーワード**》　栄養，摂食嚥下機能アセスメント，食事援助

1. 食事の意義と栄養摂取の基礎

(1) 生命と生活を維持する食事の意義

　食べることは生涯にわたって生命・生活を維持する営みである。生命を維持するために飲食物を口から取り込み，咀嚼・嚥下・消化・吸収のプロセスを経て身体活動のエネルギーや細胞の構成要素としている。また，口から食べることで唾液の分泌が促進され，口腔内の自浄作用や消化器官の機能が維持されるとともに，目でみること，香りや味を感じること，温冷感覚や咀嚼による食感などの五感が刺激される。

　さらに食事には生活を維持する意義がある。食事を通して好き嫌いや家庭の味などの食習慣と生活リズムが形成される。さらに，食卓を囲み家族で団欒すること，友人・仲間との交流や地域の行事で飲食を共にすることは社会文化的な関係性を築き，広げ，深める重要な機会となる。これらのことは楽しみであり，くつろぎや癒しなど生活を豊かにする要素となる。食習慣や生活リズムを形成し，社会文化的な関係性を築く食事は健康維持や疾病予防とも深く関わっており，食べることについてア

セスメントし，必要な支援をすることは看護の重要な役割である。

2. 栄養状態のアセスメント

(1) 健康を維持するために必要な栄養素

飲食物などから身体に吸収される栄養素は，エネルギー源や身体構成要素となり，さまざまな調節作用を担うはたらきがある。栄養素には主に炭水化物（糖質・繊維），脂質，タンパク質，無機質，ビタミンがある。

栄養素のうち，エネルギー源となる物は炭水化物，脂質，タンパク質の三大栄養素と呼ばれ[1]，熱量素とも呼ばれる。糖質のほとんどはエネルギー源として利用され，脂質やタンパク質は身体構成要素として不可欠である。糖質・タンパク質のエネルギーは 4kcal/g，脂質は 9kcal/g として計算される。

また，無機質・ビタミンは保全素とも呼ばれる。無機質（カルシウム，鉄，ナトリウム，カリウムなど）は人体構成や生理的機能に関係し，ビタミン類（脂溶性：ビタミン A・D・E・K，水溶性：ビタミン B 群・C）は酵素作用や代謝調節作用などに深くかかわる[1]。

(2) 食事摂取基準と必要な栄養摂取量

「日本人の食事摂取基準（2020 年版）」[2]では，推定エネルギー必要量と栄養素の摂取量の基準が示されている。摂取不足の回避を目的とした推定平均必要量や推奨量，生活習慣病の予防を目的とした目標量などの指標があるが，年齢・性別，身体活動レベル，妊婦・授乳婦によって必要な栄養摂取量は異なる。

18～64 歳における推定エネルギー必要量を**表 10-1**[2]に，エネルギー産生栄養素バランスの目標量を**表 10-2** に示す。タンパク質の推奨量は男性 65 g/日・女性 50 g/日，ナトリウムの食塩相当目標量は男性 7.5 g 未

172

表 10-1　身体活動レベル別の推定エネルギー必要量（kcal/日）

性　別	男　性			女　性		
身体活動レベル*	Ⅰ	Ⅱ	Ⅲ	Ⅰ	Ⅱ	Ⅲ
18〜29 歳	2,300	2,650	3,050	1,700	2,000	2,300
30〜49 歳	2,300	2,700	3,050	1,750	2,050	2,350
50〜64 歳	2,200	2,600	2,950	1,650	1,950	2,250

* 身体活動レベルⅠ：低い，Ⅱ：普通，Ⅲ：高い
出典：厚生労働省『日本人の食事摂取基準（2020 年版）「日本人の食事摂取基準」策定検討会報告書』p84，2019[2]より一部抜粋

表 10-2　エネルギー生産栄養素バランス（%エネルギー）目標量　（18〜64 歳の男女）

タンパク質	脂　質	炭水化物
13〜20% （50〜64 歳は 14〜20%）	20〜30% （飽和脂肪酸 7%以下）	50〜65%

出典：厚生労働省『日本人の食事摂取基準（2020 年版）「日本人の食事摂取基準」策定検討会報告書』をもとに著者作成

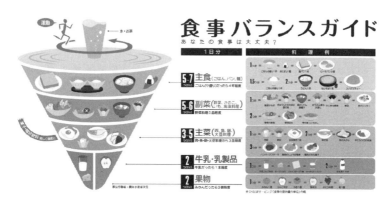

出典：厚生労働省・農林水産省『食事バランスガイド』[4]より転載

図 10-1　食事バランスガイド

満/日・女性 6.5 g 未満/日とされている[2]。また，水分量としては体重 1 kg あたり 30〜40 ml/日を基準とし，病態や室温などの環境も考慮し増減する[3]。

　栄養素と食品との関係は従来の栄養成分表示とは異なり，料理の組み合わせから栄養バランスを見直す「食事バランスガイド」（**図 10-1**）[4]などを参考にして，主食の穀類，主菜の大豆・卵・魚・肉類，副菜の野菜類など食事バランスと摂取量を調整する必要がある。2005 年には食育基本法が施行され，2021 年度から第 4 次食育推進基本計画が進められている。

(3) 栄養アセスメント

　栄養障害はタンパク質やエネルギー不足による低栄養，肥満や糖尿病・脂質異常症などにつながる過栄養がある。「日本人の食事摂取基準（2020 年版）」[2]で参考値とされている BMI の範囲を**表 10-3**[2]に示す。令和元年国民健康・栄養調査[5]では 20 歳以上の BMI ≧ 25 の割合は男性 33.0%・女性 22.3%，BMI < 18.5 の割合は男性 3.9%・女性 11.5%（女性 20 歳代では 20.7%）であった。また，無機質やビタミン類の過剰・欠乏によっても特徴的な症状が現れる。

　栄養状態のアセスメントには体重変化・食事摂取変化・消化器症状・

表 10-3　目標とする BMI （kg/m^2）の範囲

年齢	目標とする BMI
18〜49 歳	18.5〜24.9
50〜64 歳	20.0〜24.9
65〜74 歳	21.5〜24.9
75 歳以上	21.5〜24.9

出典：厚生労働省『日本人の食事摂取基準（2020 年版）「日本人の食事摂取基準」策定検討会報告書』p 61，2019[2] より引用

アレルギーなどの病歴，身長・体重・BMI・皮下脂肪（上腕三頭筋皮下脂肪厚）や筋肉（上腕筋囲）などの身体計測，血清総タンパク・アルブミン値や糖・脂質代謝に関する生化学検査などの評価が必要であり，併せて主観的包括的栄養評価 SGA（subjective global assessment）[6]や簡易栄養状態評価表 MNA®-SF（Mini Nutritional Assessment-Short Form）[6,7]などのツールが活用できる。栄養サポートチーム（Nutrition Support Team：NST）など多職種による治療・ケア方針の検討や栄養ケアの評価が求められる。

(4) 食事・栄養療法

医療機関などにおいては疾患に応じて減塩，カリウム制限，エネルギー・脂質・タンパク質コントロールなどを目的とする特別治療食，摂食嚥下障害に応じた嚥下訓練食などが提供される。日本動脈硬化学会[8]によれば冠動脈疾患や脳卒中につながる動脈硬化性疾患を予防するための食事療法が推奨されている（**表 10-4**）[8]。

栄養投与経路は経口栄養法，経管栄養法（経鼻・胃瘻・腸瘻），経静脈栄養法（末梢静脈・中心静脈）に分類される[6]。もっとも生理的な栄養補給法は経口摂取であるが，摂食嚥下障害や意識障害など経口摂取のみで必要な栄養量が確保できない場合には経管栄養法が選択される。消

表 10-4　動脈硬化性疾患予防のための食事療法

1. 過食に注意し，適正な体重を維持する
2. 肉の脂身，動物脂，加工肉，鶏卵の大量摂取を控える
3. 魚の摂取を増やし，低脂肪乳製品を摂取する
4. 未精製穀類，緑黄色野菜を含めた野菜，海藻，大豆および大豆製品，ナッツ類の摂取を増やす
5. 糖質含有量の少ない果物を適度に摂取し，果糖を含む加工食品の大量摂取を控える
6. アルコールの過剰摂取を控え，25 g/日以下に抑える
7. 食塩の摂取は 6 g/日未満を目標にする

出典：日本動脈硬化学会『動脈硬化性疾患予防ガイドライン 2022 年版』p 101, 2022[8]より一部抜粋

化管の使用が不可能な場合や経管栄養では必要な栄養量が満たせない場合などには経静脈栄養法が選択されるが，消化管を使用しないことにより腸内細菌叢の変化，腸粘膜萎縮，消化器官の機能低下をまねくことや血管内留置カテーテル関連感染症の危険性がある。個々の病態や全身状態，消化管機能，摂食嚥下機能や誤嚥・逆流のリスク，投与期間などを考慮して栄養投与経路が検討される。

3. 摂食嚥下と消化吸収のメカニズム

　摂食嚥下に関与する器官および運動・生理機能は多岐にわたり，複数の脳神経が関与している。食べることを支えるためには意識レベルや認知機能，上肢・体幹の運動機能，呼吸機能，口腔機能，消化吸収機能など広く把握する必要がある。摂食嚥下のメカニズムを5期モデル[9]で整理してみる。このモデルでは飲食物を認識する先行期，口から取り込み咀嚼する準備期（口腔準備期），唾液と混ざり嚥下できる性状になった食塊を中咽頭に送る口腔期（口腔送り込み期），嚥下反射の起こる咽頭期を順に経て，食道を通過する食道期へと移行することが理解できる（**表10-5**）。

表10-5　5期モデルに基づく摂食嚥下のメカニズム

先行期	飲食物の認知	何をどれくらい，どのように食べるか決定 動機（食欲），経験・記憶，環境が影響
準備期	取り込みと咀嚼 食塊形成	咀嚼による食感，味，香りの伝達 嚥下に適した物性に調整し，まとめる
口腔期	中咽頭への送り込み	口腔内圧上昇，鼻咽腔閉鎖，舌の絞り込み
咽頭期	嚥下反射	喉頭挙上，気道防御，嚥下時無呼吸
食道期	胃への送り込み	食道の蠕動運動

出典：才藤栄一，他監，出江紳一，他編『摂食嚥下リハビリテーション 第3版』医歯薬出版，p96，2016[9] より一部引用し改変

176

しかし，実際の固形物の咀嚼嚥下では咀嚼（準備期）と中咽頭への送り込み（口腔期）が同時に起こる。口から取り込んだ固形物を咀嚼するために舌で臼歯部まで運び（Stage Ⅰ transport），咀嚼により粉砕し唾液と混和することで食塊をつくり（Processing），順次咽頭へ送り込まれる（Stage Ⅱ transport）[9]。これはプロセスモデル[9]と呼ばれる。

嚥下された飲食物は胃，十二指腸，小腸，大腸で消化吸収される。消化器官において分泌された消化液（唾液・胃液・膵液・胆汁・腸液）に含まれる消化酵素のはたらきで分解された飲食物は腸管運動によって移送され，吸収・排泄される。

4. 摂食嚥下機能のアセスメントと食事支援の実際

(1) 呼吸状態の安定と口腔ケア

嚥下時には呼吸を止めたり，有効な咳嗽ができるなど食事を安全にするためには呼吸状態が安定し予備力を高める必要がある。そのためには普段から会話の機会を増やすこと，発声・呼吸や咳嗽訓練，胸郭・肩甲骨周囲筋群のストレッチや運動，口腔ケアや気道・咽頭に貯留した分泌物を除去することなどが有効である。これらのことは飲食物を実際に摂食嚥下する直接訓練に対し，食べるための基礎訓練（間接訓練）と呼ばれる。特に誤嚥リスクが高い場合には唾液嚥下の状態，呼吸回数やリズム・深さ，頸部・胸部の聴診，経皮的酸素飽和度などにより呼吸状態を評価する。

また，口腔機能については咀嚼・嚥下・唾液・呼吸・発音があり[10]，乳幼児期から高齢期にいたるすべてのライフステージにかかわる。特に日本老年歯科医学会から口腔不潔（口腔衛生状態不良）・口腔乾燥・咬合力低下・舌口唇運動機能低下・低舌圧・咀嚼機能低下・嚥下機能低下を含む口腔機能低下症[11,12]という概念（**図10-2**）[10,12]が提唱された。

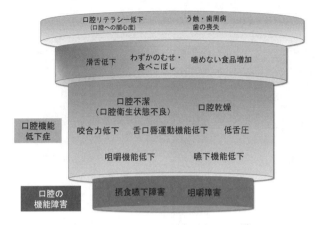

出典：上田貴之，他『老年歯科医学, 33(3)：p303, 2018』[10]および日本歯
科医学会『口腔機能低下症に関する基本的な考え方』[12]より転載

図 10-2　口腔機能低下症の概念図

2018 年 4 月の診療報酬改定で口腔機能低下症が正式な病名として認め
られ検査料が算定可能になった[10]ことから，他の年代においてもオー
ラルマネジメントへの関心が高まっている。生活場面における客観的・
継続的な評価指標として OHAT-J（**図 10-3**）[13,14]などが活用でき，歯
や歯肉・口腔粘膜・舌の状態，義歯の適合性などの口腔機能を日常的に
観察し，多職種で情報共有することが重要である。

　摂食嚥下も神経機構に制御された運動機能であることから食べるため
の準備は不可欠である。麻痺などにより動きや知覚の弱い頬筋や口輪
筋，舌のストレッチを行うこと，発声により摂食嚥下関連筋群の活動を
促進すること，氷片や氷水により口腔内の感覚を刺激すること，口腔内
に付着した分泌物や食物残渣を除去することなどは重要な食前のケアと
いえる。食事中や食後は発声（湿性嗄声）の確認，頸部聴診法や超音波
診断装置（教育プログラムを受けた看護師）など[15]を用いて咽頭残留

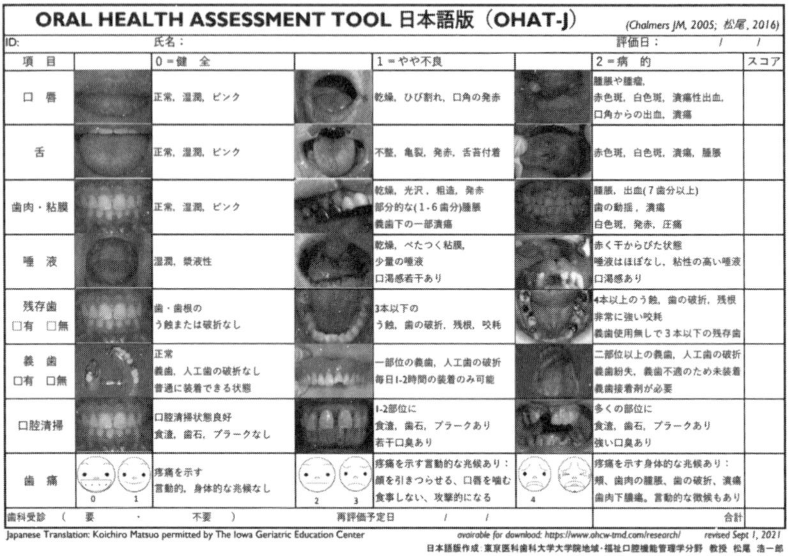

ORAL HEALTH ASSESSMENT TOOL 日本語版 （OHAT-J）

(Chalmers JM, 2005; 松尾, 2016)

ID:　　　　氏名:　　　　　　　　　　　　　　　　　　評価日:　　/　　/

項　目	0＝健　全	1＝やや不良	2＝病　的	スコア
口　唇	正常、湿潤、ピンク	乾燥、ひび割れ、口角の発赤	腫脹や腫瘤／赤色斑、白色斑、潰瘍性出血／口角からの出血、潰瘍	
舌	正常、湿潤、ピンク	不潔、亀裂、発赤、舌苔付着	赤色斑、白色斑、潰瘍、腫脹	
歯肉・粘膜	正常、湿潤、ピンク	乾燥、光沢、粗造、発赤／部分的な（1-6歯分）腫脹／義歯下の一部潰瘍	腫脹、出血（7歯分以上）／歯の動揺、潰瘍／白色斑、発赤、圧痛	
唾　液	湿潤、漿液性	乾燥、べたつく粘膜、少量の唾液／口渇感若干あり	赤く干からびた状態／唾液はほぼなし、粘性の高い唾液／口渇感あり	
残存歯 □有 □無	歯・歯根のう蝕または破折なし	3本以下のう蝕、歯の破折、残根、咬耗	4本以上のう蝕、歯の破折、残根／非常に強い咬耗／義歯使用無しで3本以下の残存歯	
義　歯 □有 □無	正常／義歯、人工歯の破折なし／普通に装着できる状態	一部位の義歯、人工歯の破折／毎日1-2時間の装着のみ可能	二部位以上の義歯、人工歯の破折／義歯紛失、義歯不適のため未装着／義歯接着剤が必要	
口腔清掃	口腔清掃状態良好／食渣、歯石、プラークなし	1-2部位に／食渣、歯石、プラークあり／若干口臭あり	多くの部位に／食渣、歯石、プラークあり／強い口臭あり	
歯　痛	疼痛を示す言動的、身体的な兆候なし（0）	疼痛を示す言動的な兆候あり：顔を引きつらせる、口唇を噛む／食事しない、攻撃的になる（2 3）	疼痛を示す身体的な兆候あり：頬、歯肉の腫脹、歯の破折、潰瘍／歯肉下膿瘍。言動的な徴候もあり（4）	

歯科受診　　要　　　　不要　　　　再評価予定日　　　　　　合計

Japanese Translation: Koichiro Matsuo permitted by The Iowa Geriatric Education Center

available for download: https://www.ohcw-tmd.com/research/　　　*revised Sept 1, 2021*

日本語版作成 東京医科歯科大学大学院地域・福祉口腔機能管理学分野 教授 松尾 浩一郎

出典：東京医科歯科大学大学院　地域・福祉口腔機能管理学分野 HP（http://www.ohcw-tmd.com/research/ohat.html）[14]より許諾を得て転載

図 10-3　Oral Health Assessment Tool（OHAT）日本語版

の可能性を確認して除去する。食後には口腔環境に合わせた適切な道具を用いて歯や歯肉のブラッシング，口腔内の食物残渣や汚れの除去，義歯洗浄などを行い，必要に応じて保湿剤を塗布する。通常のうがいができない場合は水をよく絞ったスポンジブラシや吸引ブラシなどを用いた口腔ケアを行うが，特に誤嚥リスクがある要介護高齢者などには口腔ケア用ジェルと吸引管[16]を使用して汚れを回収する。

(2) ポジショニングと環境設定

　食事をする時には足底が床に付き，座位姿勢が安定する必要がある。ベッド上においてもクッションなどに足底接地でき，膝関節と股関節がベッドの可動軸ラインからずり落ちないように下肢・上体の順に挙上し

てリクライニング角度を調整する。背面から下肢の背抜き（ズレの除圧）を行い，両肘を支えるクッションを調整して適切な高さのテーブルをセッティングする。座位でもベッドにおいても頭頸部軽度屈曲位は気道への誤嚥を防止する体位として知られており，うなずいて嚥下することを促したり，枕で頭頸部の角度を調整する。また，食事に適した環境設定，食器・コップ・箸・スプーンなどの道具選びも重要な準備である。

(3) 食形態の調整

　食形態の物性の要素として，食物の大きさ，硬さ，凝集性（まとまり），付着性（すべり）などがあげられる。誤嚥しにくい食物の物性として軟らかく，まとまり付着しにくいペースト・ゼリー・ムース状の食形態が選択されるが，これらは咀嚼運動が起こりにくいデメリットもある。「日本摂食嚥下リハビリテーション学会分類 2021」[17] などを判断基準として，誤嚥や窒息のリスクを減らし回復を促すための食物や水分の物性について多職種チームで検討することが重要である。

(4) 食事介助

　食事摂取のプロセスを**表 10-6** に示す。このプロセスに沿ったスプー

　　表 10-6　食事摂取のプロセス

先行期	姿勢の保持と上肢の運動
	五感を使い食事を認識する
	下唇で食物（箸やスプーン，コップ）を受ける
準備期	上唇で一口量をとらえ，口内に取り込む
	口蓋と舌の間隙に食物を保持する
	味や香り，食感を感じて咀嚼する
口腔期	舌を口蓋に密着させ，食塊を中咽頭に向かって絞り込む
	口角を左右に引き，下顎を固定する
咽頭期	うなずいて，呼吸を止めて飲み込む
食道期	呼吸再開（呼気を意識）

| 食物移動 | 介助方法 | 介助の意図 |

食物移動	介助方法	介助の意図
先行期	①メニューを伝え，食物が視野に入り，香りや温度が感じられるようにする ②下唇に触れる	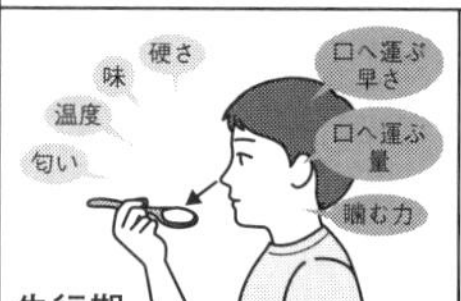 ①五感を刺激し覚醒を促す ②構えをつくり開口を促す
準備期	③スプーンを上顎に保持 ④上唇でスプーンをとらえ，口を閉じる ⑤スプーンの底に舌が触れる ⑥上唇でぬぐいながら口蓋と舌の間に食塊を移す ⑦笑顔で臼歯での咀嚼を促す	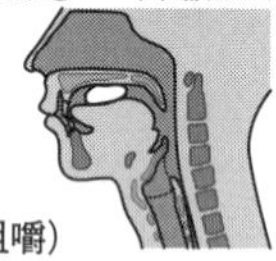 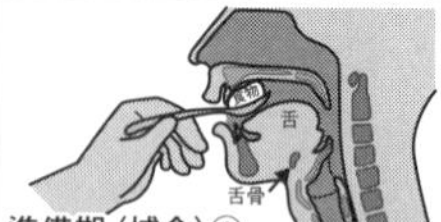 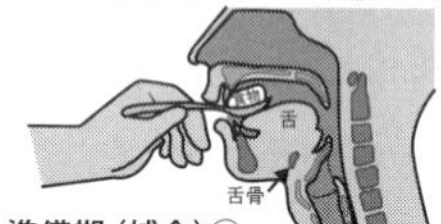 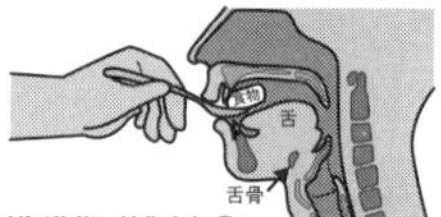 ③突然の咽頭流入を防ぐ ④口唇閉鎖 ⑤舌の動きを引き出す ⑥食塊が口内に散らばるのを防ぐ ⑦口角を左右に引き，舌運動と咀嚼運動を引き出す
口腔期	⑧舌を口蓋に押しつけるよう促す	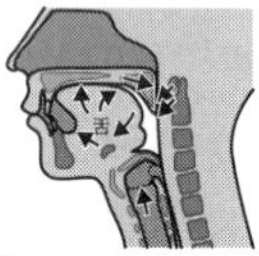 ⑧鼻咽腔閉鎖と舌の絞り込み運動により中咽頭への移送を促す
咽頭期	⑨笑顔でうなずき息を止めて嚥下を促す	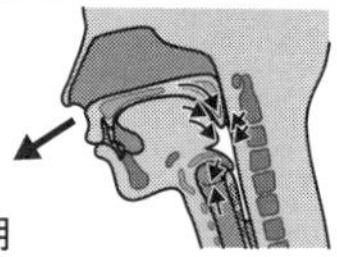 ⑨下顎を固定し，頭頸部軽度屈曲位を保ち気道防御
食道期	⑩力を抜き「はぁ」と呼気を促す	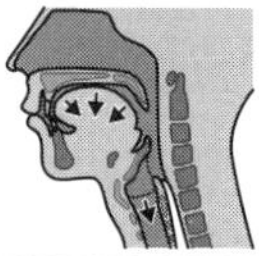 ⑩嚥下後誤嚥と逆流の防止

図 10-4　5 期モデルとプロセスモデルに基づくスプーンを用いた食事介助方法の例

ンを用いた食事介助方法の例を**図 10-4** に示す。摂食嚥下の正常なメカニズムからの逸脱はどこにあるのか，食べるという生活行動を規制するものは何かを観察することが重要である。たとえば頭頸部が伸展した状態で口唇を閉じずに嚥下すれば気道防御できず咽せてしまう。息がもれた状態（鼻咽腔閉鎖不全で鼻汁が出る，頬を膨らめて嚥下する）では口腔内圧が高まらない不完全な嚥下となり，咽頭に食塊が残留している可能性がある。お粥が口腔内や咽頭に残留しているのに，次に再びお粥を入れてしまえば誤嚥や窒息の危険を高めることになる。

　通常，食事の時には固形物と汁物をバランスよく摂取することで，スムーズな嚥下がなされている。食事介助の際にも口腔内の食物残渣，嚥下時の喉頭挙上や口輪筋・頬筋の動き，呼吸・発声状態や喉のごろつきなど嚥下状態を毎回よく観察し，口腔内や咽頭の状況を推察して，次のひと匙を決めることが重要である。お粥などの固形物と少量のお茶や汁物（ゼリー類）を交互に運び口腔や咽頭の残渣を除去する「交互嚥下」，嚥下後に再度嚥下を促す「複数回嚥下」，頸部を麻痺側に回旋させて咽頭健側を食塊通過させたり，咽頭残留を除去する「横向き嚥下」，嚥下時に声門閉鎖を促進させる「息こらえ嚥下」などの方法も有用である。

学習課題

1.　食べることの意義について生命・生活・人生の側面から考えてみよう。
2.　栄養状態や摂食嚥下状態をアセスメントするための観察項目を整理してみよう。
3.　口腔ケアの必要性と観察項目を整理してみよう。
4.　本人が望む食事への回復を促すための介助方法や食形態について考えてみよう。

引用文献

1) 尾岸恵三子，正木治恵編著：看護栄養学（第5版），57-79，医歯薬出版，2022

2) 厚生労働省：日本人の食事摂取基準（2020年版）「日本人の食事摂取基準」策定検討会報告書，https://www.mhlw.go.jp/content/10904750/000586553.pdf（2023年2月20日アクセス）

3) 出江紳一・鎌倉やよい・熊倉勇美，他：摂食嚥下リハビリテーション 第3版，267-269，医歯薬出版，2016

4) 厚生労働省・農林水産省：食事バランスガイド，https://www.mhlw.go.jp/bunya/kenkou/pdf/gaido-kihon.pdf（2023年2月20日アクセス）

5) 厚生労働省：令和元年国民健康・栄養調査報告，https://www.mhlw.go.jp/content/000710991.pdf（2023年2月20日アクセス）

6) 尾岸恵三子，正木治恵編著：看護栄養学（第5版），134-138，医歯薬出版，2022

7) MNA®-SF（Mini Nutritional Assessment-Short Form）：http://www.mna-elderly.com/forms/mini/mna_mini_japanese.pdf（2023年2月20日アクセス）

8) 日本動脈硬化学会：動脈硬化性疾患予防ガイドライン2022年版，https://www.j-athero.org/jp/wp-content/uploads/publications/pdf/GL2022_s/jas_gl2022_2_220926.pdf（2023年2月20日アクセス）

9) 出江紳一・鎌倉やよい・熊倉勇美，他：摂食嚥下リハビリテーション 第3版，96-105，医歯薬出版，2016

10) 上田貴之，水口俊介，津賀一弘，他：口腔機能低下症の検査と診断-改訂に向けた中間報告-，老年歯科医学，33（3），299-303，2018

11) 水口俊介，津賀一弘，池邉一典，他：高齢期における口腔機能低下―学会見解論文 2016年度版―，老年歯科医学，31（2），81-99，2016

12) 日本歯科医学会：口腔機能低下症に関する基本的な考え方，https://www.jads.jp/basic/pdf/document-220331-2.pdf（2023年2月20日アクセス）

13) 松尾浩一郎，中川量晴：口腔アセスメントシート Oral Health Assessment Tool 日本語版（OHAT-J）の作成と信頼性，妥当性の検討，日本障害者歯科学会雑誌，37（1），1-7，2016

14）東京医科歯科大学大学院地域・福祉口腔機能管理学分野：Oral Health Assessment Tool（OHAT）日本語版, https://www.ohcw-tmd.com/research/ohat.html（2023 年 2 月 20 日アクセス）

15）日本看護科学学会監修, 看護ケア開発・標準化委員会編：看護ケアのための摂食嚥下時の誤嚥・咽頭残留アセスメントに関する診療ガイドライン, https://www.jans.or.jp/uploads/files/about/Clinical% 20Jp.pdf（2023 年 2 月 20 日アクセス）

16）守谷恵未・西田泰大・中野有, 他：安心・安全・簡単！ 水を使わない口腔ケア, 14-29, 医歯薬出版, 2022

17）栢下　淳, 藤島一郎, 藤谷順子, 他：日本摂食嚥下リハビリテーション学会嚥下調整食分類 2021, 日摂食嚥下リハ会誌, 25（2）, 135-149, 2021

11 | 排泄の支援

山田　正己

《**目標＆ポイント**》
(1) 排泄のメカニズムについて理解できる。
(2) 排泄障害と生活への影響を理解できる。
(3) 排泄アセスメントと排泄支援の実際について理解できる。
《**キーワード**》　排泄障害，排泄アセスメント，排泄援助

1. 排泄のメカニズム

(1) 排泄ケアの特徴

　幼児期からの成長発達のなかで獲得していく排泄の自立は，自らの意志でコントロールできる自律性の獲得となり，社会性の発達と相まって羞恥心をともなうきわめてプライベートな生活行動として位置づけられる。できれば最期まで人のお世話にはなりたくないという，人としての尊厳にかかわる領域であり，排泄ケアには倫理的感性をもってかかわる必要性がある。

　同時に排泄障害は社会参加や活動を阻害するなど，生活の質に大きく影響する。したがって，排泄の問題を正しくアセスメントし，生活の質を高めるために適切な支援をすることのできる看護の役割は大きい。

(2) 排尿のメカニズム

　排尿は身体の生理機能を反映する重要な指標のひとつである。尿量・尿性状は腎機能，水分出納バランス，ホルモンバランス，脳神経系のはたらきの影響を受ける。成人では1日に1,200〜1,500 mlの尿が腎臓で

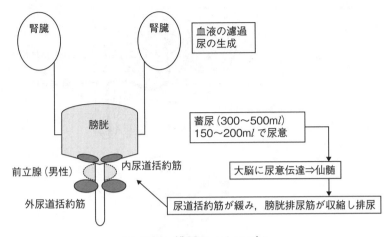

図 11-1　排尿のメカニズム

生成され，尿管を経由して膀胱に溜められる。膀胱には蓄尿と排出の2
つのはたらきがあり，150～200 mℓ の尿が溜まると，その刺激は骨盤神
経から脊髄を上行して大脳（前頭葉排尿中枢）で尿意を感じる。この
時，橋排尿中枢は抑制されるとともに，胸腰髄交感神経中枢の興奮は膀
胱を弛緩かつ内尿道括約筋を収縮させ，仙髄オヌフ核の興奮は外尿道括
約筋を収縮させることで排尿を我慢することができる。

　自分の意思で排尿を始めようとすると，橋排尿中枢の抑制は解除さ
れ，仙髄副交感神経中枢の興奮により尿道括約筋の弛緩と膀胱排尿筋の
収縮が起こり排出される（**図 11-1**）。

　解剖学的には下部尿路の男女差は大きい。膀胱は恥骨結節後方の骨盤
腔に位置する伸展性の高い球状の臓器である。尿道は男性で 18～20 cm
あり前立腺を通過する。女性の尿道は 3～4 cm と短く，腟管と骨盤底
筋群が骨盤底を支えている（**図 11-2**）。

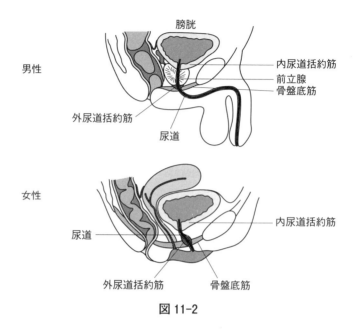

男性

膀胱

内尿道括約筋
前立腺
骨盤底筋

外尿道括約筋

尿道

女性

尿道

内尿道括約筋

外尿道括約筋　　骨盤底筋

図 11-2

(3) 排便のメカニズム

　口から取り込まれた食物は胃・十二指腸，小腸で消化吸収され，大腸
には粥状になった食物が 1 日に 1,000～2,000 ml 通過する。大腸では
90％の水分が吸収され，約 100～200 g の便となり肛門から排出される。
便の約 75％は水分であり，食物繊維，細菌，その他の無機質からなる。
　しかし，排便のメカニズムはいまだに十分解明されていない[1]。S 状
結腸に便塊が入って膨張すると S 状結腸が収縮し，それに伴い直腸・S
状結腸移行部が弛緩し，直腸に移動する[1]。朝食をとると胃結腸反射と
呼ばれる大蠕動が起こり，便意を催すことを経験する。便が直腸内に入
ると直腸肛門抑制反射が起こり，内肛門括約筋は弛緩する。限定された
知覚領域で便かガスか，固形か液体かを識別するとともに，脊髄を経由

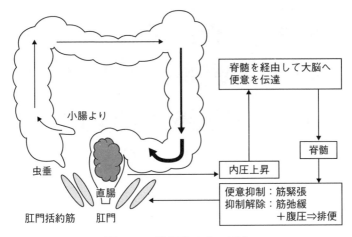

小腸より

虫垂

直腸

肛門括約筋　　肛門

脊髄を経由して大脳へ
便意を伝達

脊髄

内圧上昇

便意抑制：筋緊張
抑制解除：筋弛緩
　　　　＋腹圧⇒排便

図 11-3　排便のメカニズム

して大脳に便意が伝達される。この時，随意的に外肛門括約筋を収縮さ
せ，トイレまで便意を我慢する（**図 11-3**）。便意は尿意と異なり，我慢
し続けると感じにくくなる。

　排便するためには便意といきみ（腹圧の上昇）が必要である。肛門管
が開き，いきむことで直腸内圧が上昇する。さらに，前傾座位姿勢をと
ることにより直腸と肛門の位置関係が直線化し便が肛門側へ移動する。
外肛門括約筋・恥骨直腸筋と骨盤底筋群の弛緩により便塊が押し出さ
れ，排便後は再び肛門管が閉鎖する。便の性状を共通認識するために
「ブリストルスケール」が国際的に使用されている（**図 11-4**）。

2. 排泄障害と生活への影響

（1）排尿障害

　下部尿路の排尿機能障害を引き起こす原因疾患として脳血管疾患，パ
ーキンソン病，末梢神経障害，前立腺肥大症，膀胱炎，認知症などがあげ

1	コロコロ便	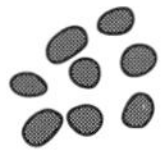	硬くてコロコロの兎糞状の便
2	硬い便	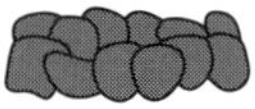	ソーセージ状であるが硬い便
3	やや硬い便	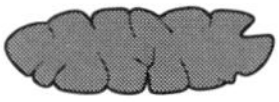	表面にひび割れのあるソーセージ状の便
4	普通便	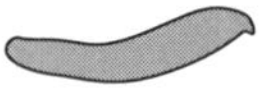	表面がなめらかで柔らかいソーセージ状，あるいは蛇のようなとぐろを巻く便
5	やや軟らかい便	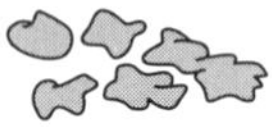	はっきりとしたしわのある柔らかい半分固形の便
6	泥状便	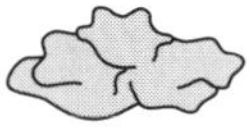	境界がほぐれて，ふにゃふにゃの不定形の小片便，泥状の便
7	水様便	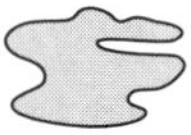	水様で，固形物を含まない液体状の便

図 11-4　ブリストルスケール

られる。ここでは生活への影響が大きい尿失禁についてタイプ別に示す。

（1）腹圧性尿失禁（蓄尿障害）

　腹圧性尿失禁は女性に多く，咳やくしゃみをしたり，立ち上がったりして腹圧がかかった時に不随意に尿が漏れる状態である。女性では経腟分娩の経験や加齢などによる骨盤底筋群の脆弱性が原因となり，男性では根治的前立腺摘除術後などが要因となる場合がある。失禁があることで旅行を控えるなど社会参加への影響が生じる。

（2）切迫性尿失禁（蓄尿障害）

　切迫性尿失禁は，急に起こる抑えきれない強い尿意を感じ（尿意切迫感），膀胱が不随意に収縮するために排尿が我慢できない過活動膀胱の

うち，失禁を呈する状態である。橋排尿中枢より上位の中枢神経障害（脳血管障害やパーキンソン病など），下位の中枢神経障害（脊髄損傷など）による神経因性の要因と，非神経因性の要因とがある。その他，膀胱炎や膀胱結石による症状と鑑別する必要がある。頻尿による行動範囲の制限や不眠などの問題が生じ，高齢者では慌ててトイレへ駆け込もうとするために転倒する危険があるなど生活への影響が大きい。

（3）溢流性尿失禁（排出障害）

　溢流性尿失禁は，排出障害により残尿が増え，膀胱に充満した尿が体動や腹圧がかかると溢れ出てくる状態である。前立腺肥大症などによる膀胱出口部の閉塞，抗コリン薬など薬物の影響，広汎子宮摘出術・直腸切除術後，腰部脊柱管狭窄症・椎間板ヘルニア・糖尿病など末梢神経障害による尿意低下・消失や排尿筋収縮力低下が要因となる。膀胱から腎への尿の逆流による腎盂腎炎，水腎症，腎不全などを引き起こす危険性がある。尿意がある場合，頻尿を呈するため夜間不眠になりやすい。

（4）機能性尿失禁

　機能性尿失禁は，運動機能障害や認知症などによりトイレに行けなかったり，尿意をうまく伝えられなかったりするために適切な場所で排尿できない状態である。衣類や周囲を排泄物で汚すなどの影響がある。

(2) 排便障害

　排便障害には便秘などの排便困難と下痢や便失禁などの蓄便障害に大別される。

（1）便　秘

　便秘とは「本来体外に排出すべき糞便を十分量かつ快適に排出できない状態」と定義され[2]，排便回数だけでなく，排便困難感や残便感などの便排出障害の症状が続くため日常生活に支障が出ているかについても重要な情報となる。令和 4 年国民生活基礎調査[3]における便秘の有訴者

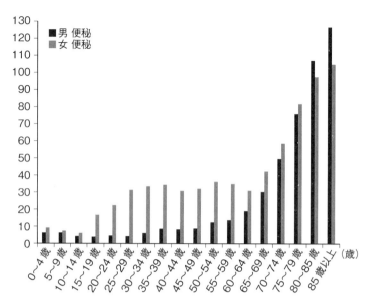

出典：厚生労働省『令和4年国民生活基礎調査　有訴者の状況（第98表）』, 2023[3]をもとに作成

図11-5　令和4年国民生活基礎調査における便秘の有訴者率（人口千対）

率は若年層では女性で高く，高齢者では男女とも有訴者率が増加している（**図11-5**）。

　慢性便秘の原因は器質性（狭窄・非狭窄性）と機能性に大別され，症状は排便回数減少型と排便困難型に分類される[2]。さらに結腸通過時間が遅延することで硬便化して排便困難となる結腸弛緩性タイプや直腸まで送られた糞便を快適に排出できないために排便困難や残便感を生じる直腸性タイプ，その他，結腸通過時間は正常だが食物繊維不足や過敏性腸症候群のため硬便化するタイプがある。腸内の停留時間が長くなるほど便性状は硬くなり，特にトイレで排泄できない高齢者では便が直腸に貯留して排出できない状態（嵌入便）になりやすくなる。また，腸管の

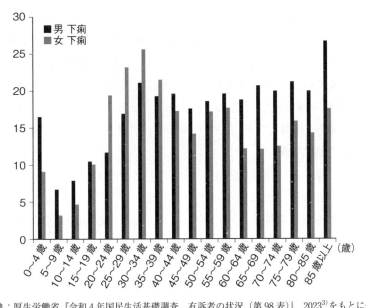

出典：厚生労働省『令和 4 年国民生活基礎調査　有訴者の状況（第 98 表）』，2023[3)]をもとに作成

図 11-6　令和 4 年国民生活基礎調査における下痢の有訴者率（人口千対）

癒着や血行障害，腫瘍などの器質的な詰りにより起こる腸閉塞は緊急的な対応を必要とする。

(2) 下　痢

　令和 4 年国民生活基礎調査[3)]における下痢の有訴者率は 20〜30 歳代で男女とも高く，高齢者層では男性のほうが高い（**図 11-6**）。下痢は水様便が排出される症状であり，食品や薬物，細菌やウイルス感染によって突然に引き起こされる急性下痢症と，過敏性腸症候群や炎症性腸疾患，生活習慣などによって持続する慢性下痢症に大別される。

(3) 便失禁

　便失禁は肛門括約筋の収縮力低下や弛緩，直腸肛門の感覚低下，嵌入

便などによって引き起こされる「無意識または自分の意思に反して肛門から便が漏れる症状」[4]である。内肛門括約筋の収縮力低下により便意を感じないまま自然に漏れてしまう漏出性便失禁，外肛門括約筋の収縮力低下により我慢しきれず漏れてしまう切迫性便失禁に分類される。便失禁は自尊心を傷つけ，失禁の心配があると交流や外出を控えたり，二次的に失禁関連皮膚障害を起こしたりするなど日常生活に大きく影響する。

(3) 排泄経路の変更

　腫瘍や炎症性腸疾患，腸管・尿路の閉塞などによってストーマを造設した場合，これまでとは異なる経路で排泄することを受け入れ，膀胱や直腸の溜める機能を補うためのストーマ装具による排泄管理や皮膚のケアを必要とする。結腸や小腸による腸管ストーマ，尿管や回腸導管による尿路ストーマのほか，直接臓器にカテーテルを挿入して体外に排泄する腎瘻や膀胱瘻がある。なお，永久増設の腸管ストーマや尿路変向などは身体障害認定基準に該当するため地方自治体に申請手続きを行う。

3. 排泄のアセスメントと排泄支援の実際

(1) 排尿障害のアセスメントと支援

（1）排尿障害のアセスメント

　排尿障害として何が起きているかを確認するために，排尿日誌を作成することは有用である。排尿日誌は日中活動中と夜間就寝中に分けて，排尿時間・回数，1回排尿量，総尿量，失禁の状況・量，残尿量，残尿感や切迫感などの自覚症状を2～3日間にわたり記録する。飲水量を加えれば，水分出納バランスも評価できる。残尿量の測定には超音波残尿測定器（**図11-7**）を使用することができ，排尿ケアのサイクル（**図11-8**）を回して改善につなげることが重要である。その他，下部尿路症状，前立腺症状，過活動膀胱症状，尿失禁などに関する自覚症状の質問

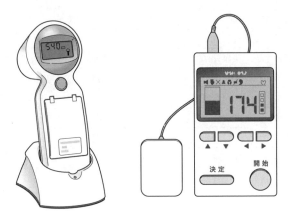

図 11-7　超音波残尿測定器

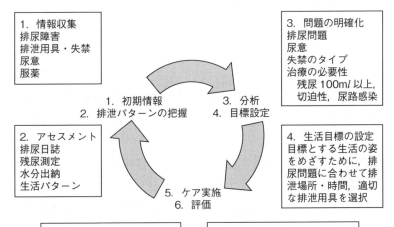

1. 情報収集
排尿障害
排泄用具・失禁
尿意
服薬

3. 問題の明確化
排尿問題
尿意
失禁のタイプ
治療の必要性
　残尿 100ml 以上，
　切迫性，尿路感染

1. 初期情報
2. 排泄パターンの把握

3. 分析
4. 目標設定

2. アセスメント
排尿日誌
残尿測定
水分出納
生活パターン

4. 生活目標の設定
目標とする生活の姿
をめざすために，排
尿問題に合わせて排
泄場所・時間，適切
な排泄用具を選択

5. ケア実施
6. 評価

5. 継続的なケアの実施
計画に則して排泄パターン，
失禁，水分出納のモニタリング

6. 評価
計画の実施が排泄パターン，
失禁など問題の改善につな
がっているか評価

図 11-8　排尿ケアのサイクル

表 11-1 排尿日誌の一例

活動時			就寝時		
時刻	トイレ排尿(ml)	失禁(ml)など	時刻	トイレ排尿(ml)	失禁(ml)など
6:00	130	20	23:00	40	
9:20	100	40（切迫感）	2:10	110	30（切迫感）
11:00	80	30（切迫感）	3:30	70	50
13:10	120		5:15	60	
15:40	60	排尿後の超音波残尿測定 30 ml			
17:00	90	60			
18:50	70				
21:30	130				
合計	930		合計	360	

77 歳男性，脳梗塞後遺症で右上下肢の不全麻痺がある。尿意切迫感がありトイレに行くまでに我慢できずに漏れてしまうことがあると話す。残尿感や排尿時痛はないが，夜間も尿意で目覚めてしまい熟眠できてない。

票も開発されており，アセスメントするうえでの情報として活用できる。

　表 11-1 は排尿日誌の一例である。日中排尿回数 8 回，夜間 4 回と頻尿の傾向にあり，我慢できないという切迫感を認める。1 回排尿量も 100 ml 前後と十分に膀胱に溜められず尿失禁がみられる。残尿感はなく超音波残尿測定をしても高齢者としては許容範囲の残尿量といえる。脳梗塞の既往があり切迫性尿失禁の可能性があると考えられる。このような情報をもって主治医または泌尿器科専門医の受診につなげることで，医師の診断に必要な情報が提供できる。また内服治療になった場合，治療効果をモニタリングする情報にもなる。超音波残尿測定器を使用して残尿量を推定することは，尿排出障害と過活動膀胱を鑑別する有益な情報となる。

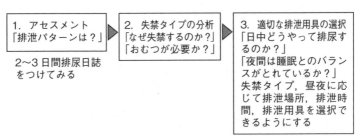

立ちあがると漏れる「腹圧性」 ➡ 骨盤底筋体操と小パッドでコントロール
我慢できない「切迫性」 ➡ 服薬とトイレ誘導で少しずつ我慢できる
いつもパッドがぬれている「溢流性」 ➡ 泌尿器科受診が必要，服薬・導尿
トイレに行けない「機能性」 ➡ トイレで排尿できる

図 11-9　排尿ケアのフローチャート

(2) 排尿障害への支援

　排尿日誌を使用して尿失禁や頻尿など困っている排泄障害を可視化することにより，その後の対応が異なってくる（**図 11-9**）。たとえば，蓄尿障害である腹圧性尿失禁の場合，骨盤底筋体操を継続し，軽失禁用の布パンツや小パッドを使用して生活することが勧められる。切迫性尿失禁の場合，適切な診断治療につなげたうえで，尿失禁を生じる前にトイレへ誘導したり，切迫感を感じた際に我慢して少しずつ排尿間隔を延長したりするなどの方法が考えられる。

　尿排出障害や溢流性尿失禁の場合も，適切な診断治療を行い，尿閉や残尿が多い場合，尿道から持続的に導尿する膀胱留置カテーテルや一時的な間歇導尿が必要になる。ただし，留置カテーテルでは尿路感染や膀胱萎縮，膀胱結石の発生リスクが高いため，留置目的を明確にして可能な限り短期間の使用に留める。継続的な間歇導尿が必要な場合は自己導尿ができるように支援する。

　機能性尿失禁の場合はトイレを認識できるように環境調整し，排尿パターンに応じたトイレ誘導や適切な排泄用具を選択できるようにする。

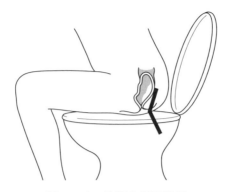

図 11-10　前傾の排便姿勢

　おむつやパッドを使用することは必ずしも悪いことではないが，排泄障害の種類によって適切な排泄方法を検討することが重要である。床上排尿では腹腔内圧が十分高まらず残尿が増加する可能性があり，また，おむつやパッドへの排尿では周囲の皮膚の浸軟や排泄物による汚染から失禁関連皮膚障害を生じやすくなる。したがって，日中はトイレに座って排泄できるように支援し，夜間のみ睡眠を優先してパッドを併用するなどの選択もある。

(2) 排便障害のアセスメントと支援

　排便障害も，排尿と同様に排便日誌を作成して問題の明確化を図る。適切な排便パターンを評価するうえでブリストルスケールを使用して便性状や量を評価していく必要がある。肛門狭窄や肛門疾患が排便の支障となる場合もある。加えて腹部聴診による腸蠕動運動の状態，打診による便やガスの貯留状態の推測，触診による圧痛・張り・筋緊張などの状態，超音波検査法による直腸の便貯留状態[5]を確認していく。5分間聴診しても腸蠕動音が聴取されない場合や，特異的な圧痛，腹部の筋緊張，激しい痛みや嘔吐症状などがある場合はただちに医学的診断が必要

表 11-2　下剤の種類と作用

	主な作用
非刺激性下剤 （膨張性・浸透圧性）	糞便量を増加させたり，結腸内に水分を引き込み便を軟化させて排便を容易にする
刺激性下剤	大腸粘膜を刺激することで蠕動運動を亢進させる
座薬，浣腸	直腸壁・粘膜を刺激することで排便反射を促す

となる。

　排便コントロールに影響する要素として，食事の内容や量，水分摂取量，乳酸菌飲食料やオリゴ糖の摂取，運動や睡眠などの生活習慣，鎮痛剤などの薬剤使用があげられる。慢性便秘に対しては生活習慣の見直しも重要であり，胃結腸反射の起こりやすい朝食後にトイレに座る習慣を作り，直腸と肛門が直線的になる前傾の排便姿勢（**図 11-10**）を安全にとれるように支援する。排便困難が改善せず日常生活に支障がある場合には，便秘のタイプに応じて適切な下剤を必要最小限に使用する（**表 11-2**）。下剤の使用を最小限にするために排便を促す看護技術として腰部温罨法[6,7]や腹部マッサージ[8-10]などがある。前者は皮膚温上昇による体性内臓反射による効果，後者は腸管への機械的刺激による大腸内圧の上昇が影響していると考えられている。

　自力で排便ができない場合には摘便[9]や座薬・浣腸の使用を併せて検討する。たとえば直腸性タイプの便秘に対して刺激性下剤を使用しても嵌入便の間隙を緩んだ便が通過して便失禁を引き起こすことがあるため嵌入便の排出が必要となる。ただし，立位や座位での浣腸施行は直腸穿孔の危険性があるため禁忌である。必ず左側臥位で肛門から 4〜5 cm 以上はチューブを挿入しないようにストッパーをかけて慎重に行う。

　感染性腸炎など急性下痢症の場合は排泄物汚染による感染拡大を防止しながら，抗菌薬治療や脱水治療などが行われる。慢性下痢症の場合に

は原因となる刺激を取り除き，原疾患の薬物治療や食事療法などが行われ，必要に応じて止痢薬や整腸薬を使用する。便失禁が持続し，失禁関連皮膚障害を起こす危険性のある場合は皮膚洗浄・保湿・保護剤塗布で予防し，肛門プラグや肛門パウチの使用を検討する。

学習課題

1. 排尿や排便のメカニズムを整理してみよう。
2. 尿失禁のタイプに応じた排泄支援の方法を考えてみよう。
3. 便秘を改善するための生活上の留意点や看護技術について把握しよう。

引用文献

1) 後藤百万，本間之夫，前田耕太郎，他編：排泄リハビリテーション―理論と臨床改訂第2版，59-63，中山書店，2022
2) 日本消化器病学会関連研究会 慢性便秘の診断・治療研究会編：慢性便秘症診療ガイドライン2017，2-7，南江堂，2017
3) 厚生労働省：令和4年国民生活基礎調査　有訴者の状況（第98表），2023
   https://www.e-stat.go.jp/stat-search/files?stat_infid=000040071870 （2023年8月1日アクセス）
4) 日本創傷・オストミー・失禁管理学会編：新版排泄ケアガイドブック，第2版，73-75，照林社，2021
5) Matsumoto M, Misawa N, Tsuda M, et al：Expert Consensus Document：Diagnosis for Chronic Constipation with Faecal Retention in the Rectum Using Ultrasonography, Diagnostics, 12(2), 300, 2022
6) 菱沼典子，山崎好美，井垣通人：腰部温罨法の便秘の症状緩和への効果，日本看護技術学会誌，9(3)，4-10，2010
7) 日本看護技術学会 技術研究成果検討委員会 温罨法班：便秘症状の緩和のための温罨法Q&A Ver. 4.0, https://jsnas.jp/system/data/20160613221133_ybd1i.

pdf（2023 年 2 月 20 日アクセス）

8) 岡崎久美，米田由美子，深井喜代子，他：腹部マッサージが腸音と排便習慣に及ぼす影響，臨床看護研究の進歩，12，113-117，2001

9) Lämås K, Lindholm L, Stenlund H, et al：Effects of abdominal massage in management of constipation--a randomized controlled trial, Int J Nurs Stud, 46 (6), 759-767, 2009

10) Wang G, Zhang Z, Sun J, et al：Abdominal massage：A review of clinical and experimental studies from 1990 to 2021, Complement Ther Med, 70, 102861, 2022

11) 山田正己，田中靖代：安全で苦痛の少ない摘便法，EBNursing，9(3)，298-305，2009

12 呼吸と循環の援助技術

佐居　由美

《**目標＆ポイント**》　呼吸と循環は生命維持において不可欠な身体の機能である。そのため，両者の機能に何らかの支障が生じた場合，身体が不調となり，日常の生活行動に大きな影響を及ぼす。人体は生命活動を行うために，呼吸し，酸素や栄養素を供給するために血液が体内を循環している。本章では，呼吸と循環に関する援助方法の実際について説明する。
《**キーワード**》　呼吸，循環，呼吸を楽にする姿勢，排痰法，吸引，酸素吸入，末梢循環

1. 呼吸と循環を援助する意義

　身体はさまざまな機能を有する。そのなかでも，呼吸と循環に関する機能は生命維持に必要不可欠である。看護師は，何らかの理由により，呼吸と循環に支障をきたしている患者に対し，その機能が少しでも回復するように，また，それらにより日常生活にきたされている支障に対して，援助を行う必要がある[1]。

　人は生きていくために，心臓のポンプ機能によって血液を循環させ，全身の細胞に酸素と栄養素を供給している。酸素は外気中から体内に取り入れられ，体内を循環する血液によって体細胞に運ばれ，細胞内で酸化（燃焼）してエネルギーがつくられる。その結果できた二酸化炭素などの不要な物質もまた血液にて運ばれ，体外に排出される。

　日常生活において，呼吸と循環はほぼ意識されることなく営まれている。だが，何らかの要因により，呼吸と循環にかかわる機能に不調が発

生すると，身体活動に大きな影響をきたす。体内に酸素を取り込めず，二酸化炭素を排出できないと，息苦しくなる。体内はエネルギーを産生できず，身体活動ができなくなる。脳や心臓の組織への酸素供給が絶たれると，生命の危機を引き起こす。息ができない苦しさは，死を連想させ，大きな不安が引き起こされる。

　患者の日常生活を支える看護師は，呼吸と循環に関する身体の機能をよく理解し，機能の不調によって患者に生じる影響に対応した援助を的確に行う必要がある。

2. 呼吸と循環に関する具体的な援助活動

(1) 呼吸に関する援助技術

(1) 楽に呼吸できる体位[2]

　体位によって，呼吸が楽になったり，少し呼吸しづらくなったりすることがある。それは，呼吸活動が体位によって影響を受けるからである。

　立位や座位では，重力により横隔膜が下がるため，胸郭の動きが自由になり，臥位より換気量が増大する。そして，呼吸が楽になる。臥位では，腹腔内臓器の影響をうけて横隔膜が上がり，背面が寝台に接しているため胸郭運動が制限される。そのため，換気量が少なくなり，呼吸仕事量が増大する。

　呼吸運動が妨げられない，楽に呼吸できる体位は，座位で枕を抱えオーバーベッドテーブルに寄りかかる前傾姿勢である。また，胸郭の運動を妨げないよう，身体を締め付けない，ゆったりした寝衣を選ぶ。特に，肺にうっ血を起こしている場合には，起座位にて，うっ血した血液が重力によって下方に移動するため，呼吸苦が軽減する。

(2) 呼吸を楽にする呼吸法[2]

　肺気腫などの閉塞性肺疾患では，細気管支，終末細気管支などの微細

な末梢気道の柔軟性が喪失し，気道が狭窄し閉塞する。このように，肺胞での換気効率が下がることで呼吸が困難になった際には，口すぼめ呼吸，腹式呼吸によって，呼吸状態の改善をはかる。

　呼吸困難が起こると，酸素を求めて全身の筋肉の緊張が高まり，浅く速い呼吸となる。そのためにかえって換気効率が下がり，いっそう呼吸困難が増強する。ふだんから，適切な呼吸法を身につけておくと，呼吸困難が生じた時の対処が容易となる。

　口すぼめ呼吸：口をすぼめながら，ゆっくりと息を吐き出すと，気道内の圧が高まり，細気管支と肺胞までの空気の通り道が保持される。口すぼめ呼吸により，呼吸数が減少し，1回換気量が増加し，二酸化炭素排出量の改善を図ることが可能となる。

(3) 気道分泌物の除去：痰を喀出させる方法[3]

　痰は，気道の分泌物，細菌，塵埃などからなる。通常，痰の貯留が自覚されることはなく，咳嗽反射が引き起こされ排出される。だが，気道や肺胞に痰などの分泌物が貯留すると，空気の肺への流入や肺胞におけるガス交換が妨げられ，呼吸状態が悪化し，息苦しさを感じるようになる。また，痰にウィルスや細菌が多く混入している場合は，感染症を引き起こす可能性が高くなる。呼吸状態を改善し気道感染などの呼吸器合併症を防ぐため，適切な方法で痰を排出する必要がある[4]。

①体位排痰法（体位ドレナージ）

　重力を利用して，貯留した痰の排出をはかる。痰が貯留している肺領域が高い位置となり，中枢気道が低い位置となるような体位をとる（1回に20〜30分間が効果的）。開始前に肺の聴診にて貯留部位を確認し，排出に適した体位でドレナージを行う。ネブライザー吸入などで，痰の粘稠度を下げておくと排出しやすくなる。脳内出血や血腫，脳動脈瘤などの頭蓋内圧の上昇を避けたい時，循環状態が不安定な時，血栓や

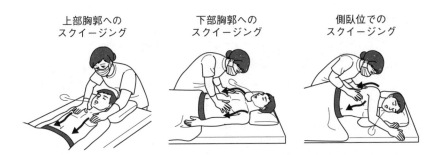

上部胸郭への
スクイージング

下部胸郭への
スクイージング

側臥位での
スクイージング

出典：松尾ミヨ子他編『ナーシング・グラフィカ基礎看護学③基礎看護技術Ⅱ看護実践のための援
助技術』メディカ出版，2022 年，p 299[5]）より許諾を得て引用

図 12-1　スクイージング

それぞれ呼気時に胸郭を下方に押す。

塞栓形成が疑われる時，膿胸や胸水がある時，うっ血性心不全による肺
水腫がある場合は，症状の悪化が引き起こされる可能性があるため，体
位排痰法の適応ではない。

②手技による排痰[3]）

　呼吸に合わせて胸郭を両手で圧迫したり，押したり，叩いたりして痰
の排出を促す方法である。体位肺痰法と併用されることが多い。肋骨や
脊椎の骨折，胸部に創部がある患者は適応外である。

・圧迫法（スクイージング）

　患者の呼吸と同調させて呼気時に胸郭を圧迫し，呼気量を増大させ
る。痰喀出を促進する効果もある（**図 12-1**）[5]）。

・反跳法（スプリンギング）

　スクイージングと同様に，呼気量が増すように胸郭を圧迫した後，次
の吸気が始まる直前に素早く手を離すことで胸郭を急速に拡張させる手
技である。吸気流速を増し，咳を誘発することで痰を排出させる。

・軽打法（パーカッション）

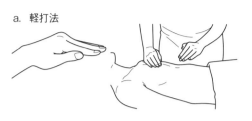

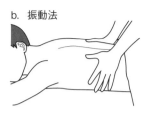

a. 軽打法

b. 振動法

胸部に痛みを与えない程度に，5分間叩打した後，喀
痰出を促すという方法を3〜4回繰り返す。
軽打は1分間に120回程度の速さで行う方法や，遅い
スピードで叩く方法がある。

両手を胸壁に当てて，呼気に合わせて振動
を加える。または，一方の手を背部に当て
て，他方を前胸部に当てて両手で挟み込み，
小刻みの振動を与える。胸部の下部から上
部にかけて，患者の呼気に合わせて行う。

留意点：慢性気管支炎，気管支喘息など気道炎症がある場合は，気管痙攣を起こす危険があるため
　　　　勧められない。

出典：松尾ミヨ子他編『ナーシング・グラフィカ基礎看護学③基礎看護技術Ⅱ看護実践のための援
　　　助技術』メディカ出版，2022年，p300[6]より許諾を得て引用

図 12-2　軽打法と振動法

　手のひらをカップ状にして痰のある部位の胸壁を軽打する。手の中に
空気のクッションができ，空気の波動が胸壁に伝わり気管壁から分泌物
を除去することができる（**図 12-2a**）[6]。

・振動法（バイブレーション）

　呼気時に振動数10〜15 Hz程度の細かい振動を胸壁に加え，線毛運
動を促進させ，痰の喀出を促す（**図 12-2b**）[6]。

③効果的な咳による痰の喀出

　痰は咳によって喀出される。咳には腹筋が重要な役割を果たすため，
痰の多い患者は，腹筋機能を強化する必要があるが，力強い咳ができな
い場合は，以下の方法で援助する。

・腹圧を加える

　腹圧をかけやすい座位をとり，咳をしている時に本人または他者が腹
部に手を当て，上からおさえる（**図 12-3a**）[6]。

a. 腹圧を加える

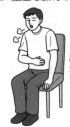

腹圧をかけるのは，生活行動の中で排泄，物を持ち上げるなど立位，座位時に多いため，痰喀出時にも座位になったほうが行いやすい。

b. ハフィング

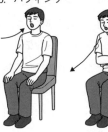

口を大きめに開き十分に空気を吸った後，口を開いたまま，ハーと強く，長めに息を吐き出す。両腕で胸下部を締め付けるようにして吐くと呼出が長くなる。

出典：松尾ミヨ子他『ナーシング・グラフィカ基礎看護学③基礎看護技術Ⅱ看護実践のための援助技術』メディカ出版，2022 年，p 300[6] より許諾を得て引用

図 12-3　力強い咳ができない場合の痰の喀出

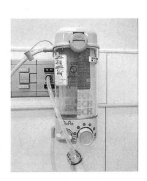

図 12-4　吸引装置

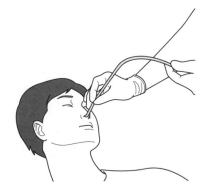

図 12-5　鼻腔からの吸引

・ハフィング

　声門を開いたまま，大きく息を吸い込み，腹筋を収縮させて長く強い呼出を行う。1 回または 2 回行い，呼気流速にて痰の可動性をあげ，痰を排出する。(**図 12-3b**)[6]。

（4）気道分泌物の除去：吸引

　痰などの気管内分泌物を自ら喀出できない場合，口腔や鼻腔，気管にカテーテルを挿入し，吸引装置（**図 12-4**）を用いて除去する（**図 12-**

5)。感染を予防するため，一連の手技が不衛生にならないよう十分に注意する。カテーテルを挿入する長さは，口腔・鼻腔の場合は約 15〜20 cm，気管の場合は 20〜25 cm を目安とし，気道粘膜を損傷しないように慎重に挿入する。低酸素血症や無気肺を防ぐため，吸引圧は 20 kPa（キロパスカル）を基準とし，1 回の吸引は 10 秒以内で行う。吸引により迷走神経が刺激され，不整脈や血圧変動をきたすこともあるため，バイタルサインには十分注意する。

(5) 酸素療法[7]

　肺に送られた空気から酸素が血液に取り入れられ，血流によって身体各組織に運搬される。酸素が組織で利用された結果生じる二酸化炭素は体外に排出される。何らかの理由で酸素が十分に取りこめなくなると，生命が危険にさらされる。酸素療法とは，この危険を避けるために，適切な量の酸素を身体に供給する治療方法をいう。つまり，組織の酸素需要に対して供給が不十分である状態（低酸素症）への対処法である。

　酸素療法では，酸素供給源と酸素供給器具を用いて酸素を供給する。

　酸素療法における酸素は，中央配管方式（医療施設に設置された液体酸素タンクから施設内の各部署に酸素が供給される方式）や，持ち運び可能な酸素ボンベによって供給され，鼻腔カニューレやフェイスマスクなどの酸素吸入器具を用いて患者に投与される。在宅酸素療法では，酸素濃縮器なども使用される。酸素吸入器具はそれぞれ特徴（**表 12-1**）[8]があり，供給する酸素の流量と患者の状態に応じて決められる。1 回換気量（約 500 ml/秒）より少ないの酸素を供給するのが低流量の方法で，鼻カニューレ，フェイスマスクなどの器具を用いる。1 回換気量以上の酸素を供給するのが高流量での酸素供給で，ベンチュリーマスクなどが使用される。また，リザーバーバッグつきのフェイスマスクでは，リザーバーバッグ内にたまった酸素を吸入できるため，高濃度の酸素が

表 12-1　酸素吸入器具の種類

各器具の特徴	
①鼻腔カニューレ	
取り扱いが簡便であり，不快感が少ないが，口呼吸や会話によって酸素が口腔から消失するので注意するように指導が必要である。会話や食事が制限されることはない。	コネクター 装着部
②フェイスマスク	
鼻カニューレよりも高濃度の酸素を得ることができる。しかし，顔面とマスクを密着させないと隙間から酸素が漏れるおそれがある。また，心理的にはマスクによる圧迫感がある。声がこもりがちで会話しにくい。食事の時は鼻カニューレに交換する必要がある。	マスク本体 接続チューブ
③リザーバー付きフェイスマスク	
マスクの下に酸素をためるバッグがついている。酸素チューブから流入する酸素とバッグからの酸素を得ることができるので，他のマスクより最も高濃度（60～99％）の酸素を投与することができる。	ヘッドバンド マスク本体 リザーバー
④ベンチュリーマスク	
ベンチュリー効果（流体の流れが狭いところを通過するとき速度が増し圧力が低くなる効果）を利用しており，径の異なるダイリューターを取り換えることにより，酸素濃度を24％から50％までコントロールすることができる。	空気 O$_2$ ダイリューター コネクター マスク本体 O$_2$ 3L/分 24%26%28%30% O$_2$濃度 O$_2$ 6L/分 35%40%50% O$_2$濃度 ダイリューター

出典：深井喜代子編，肥後すみ子著『新体系看護学全書 基礎看護学③基礎看護技術Ⅱ 第5版』メヂカルフレンド，2021年，p211[8]より許諾を得て引用

吸入できる。このようにして，空気より高濃度の酸素を供給することで，低酸素症による症状の軽減をはかる[9]。

208

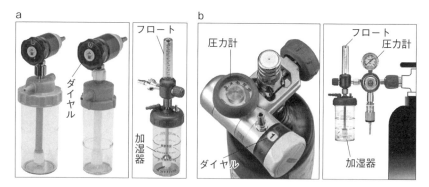

a. 中央配管方式に装着する酸素流量計
　　左：ダイヤル式，右：フロート式（加湿器つき）
b. 酸素ボンベに装着する酸素流量計
　　左：ダイヤル式，右：フロート式（加湿器つき）
いずれも圧力計がついている.
　　　　　（画像提供：a左；新鋭工業株式会社，a右およびb；株式会社小池メディカル）

図 12-6　酸素供給システム別の酸素流量計

　酸素の流量は，酸素流量計（**図 12-6**）によって調整される。

　中央配管方式の場合，壁のアウトレットに酸素流量計を差し込んで使用する。酸素，空気，吸引のアウトレットは誤挿入防止のため，ピンの位置と色が異なっている（**図 12-7**）。

　また，供給される酸素は乾燥しているため，加湿して用いる。加湿が十分でないと気道分泌物の粘稠度が高くなり喀出が困難になったり，気道の上皮細胞の損傷が起こる場合がある[10]。

　酸素療法時は患者をよく観察し，呼吸状態の増悪，CO_2ナルコーシス（重度のCO_2中毒．自発呼吸の減弱，意識障害が生じる），酸素中毒といった合併症の早期発見に努める。設定された流量で酸素が供給されているか，酸素マスクにつながっているチューブの外れや閉塞はないか，鼻カニューレにて酸素投与されている患者が口呼吸をしていない

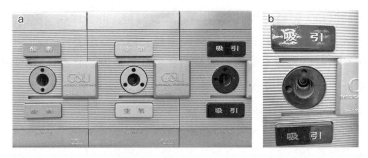

a．3種類のアウトレット：左から，酸素，空気，吸引　　b．吸引のアウトレットは黒地で，左上2ヵ所のピン

図12-7　中央配管方式の各アウトレットの違い

か，マスクは十分に口を覆っているかなど，酸素が確実に供給されていることを随時確認する。酸素療法が長期間にわたると，マスクやチューブが接触している皮膚に障害が起こる場合がある。必要時，障害予防のために皮膚保護剤を用いる。

(2) 循環に関する援助技術

(1) 体循環への援助

　人間が生きていくためには，心臓のはたらきにより血液を循環させ，全身の細胞に酸素と栄養素を供給し，不要な物質を排泄しなければならない。心臓は休むことなく，体内に血液を循環させている。体内での血液循環は，心臓を中心に体循環と肺循環に分けて考えることができる。左心の収縮によって駆出された血液は，肺以外の全身の各組織に向かい，毛細血管・静脈を通って右心に戻る。これを，体循環（大循環）と呼ぶ[11]。

　体循環に関する看護援助として重要なのは，心臓の機能低下の徴候を早期に発見し，患者の心機能の応じた日常生活に関する援助を実施することである。意識状態，血圧や脈拍などのバイタルサインはもとより，

心音を聴取し，胸痛や動悸，チアノーゼ，浮腫，呼吸困難や咳など，心機能の低下の徴候を観察する。呼吸困難を訴える患者は，起座呼吸とし，肺への静脈還流を減らし心臓の仕事量を減少させる。起座呼吸では，横隔膜や呼吸筋の運動が容易となり（前述），呼吸が楽になる[12]。

(2) 末梢循環に関する援助[13]

体循環が，左心室から全身をめぐり右心房に戻る大循環と呼ばれる血液循環であることは前述したが，肺循環（小循環）は，右心室から送り出された血液が，肺動脈，肺の毛細血管を経て，肺静脈，左心房に戻る血液循環である。

また，毛細血管レベルでの物質移動を，微小循環と呼ぶ。毛細血管での動脈側から栄養，水分などを濾過し，老廃物を含んだ水分の90％を静脈側から，残りの10％をリンパ管で再吸収する。

末梢循環の構造：循環系は，血管系とリンパ管系に分類される。

毛細血管を介した細胞外液と細胞内液の移動は，血管内のタンパク質が水分を引き付ける力（血漿膠質浸透圧）と，水分を血管外に押し出そうとする力（血管内圧）のバランスによって，左右される（スターリングの仮説）。この微小循環のバランスが崩れると，浮腫が発生する。

[浮腫の発生機序] 微小循環バランスの崩壊

〇浮腫とは「組織間隙に過剰な水分（間質液）が貯留した状態」と定義される。通常は，毛細血管レベルで濾過と再吸収のバランスがとれているため，浮腫は起こらない。しかし，何らかの原因でこのバランスが崩れると，浮腫が出現する。

〇浮腫の原因

①静脈に血液がたまり，血管内圧が上昇することで組織間隙から血管内への還流が妨げられる（毛細血管静水圧の上昇）。肺うっ血，心不全，腎疾患，静脈疾患などがこれにあたる。

②血管内のタンパク質（血漿膠質）の量が減少することで，血管内に水分が引き付けられなくなり，血管内の水分が組織間隙に漏れ出す（血漿膠質浸透圧の低下）。低タンパク質由来の浮腫で，ネフローゼ症候群や肝硬変などで生じる。

③毛細血管壁の物質を通す力（透過性）が亢進し，血管内の水分が組織間隙に漏出する（毛細血管透過性の亢進）。熱傷，炎症，特発性浮腫などがあげられる。

④悪性腫瘍の治療後や外傷などによりリンパ管系が損傷しリンパの輸送障害が生じた場合や先天性のリンパ管発育不全が原因で，浮腫が生じる（リンパ管の輸送障害）。先天性リンパ浮腫，外傷，がん治療，フィラリア症が原因と考えられる。

　このように，浮腫も発生機序により病態が異なるため，個々の病態に応じた治療がなされる。

　浮腫の発生機序から，外界からの圧力や静脈還流を促進することで末梢循環が促され，浮腫の改善が期待できる。

学習課題

1. 楽に呼吸できる体位について，その形態機能的理由を考えてみよう。
2. 効果的に痰を除去する方法について整理しておこう。
3. 酸素療法における低流量，高流量の酸素供給について，それぞれで使用する器具について復習しておこう。

引用文献

1）菱沼典子：看護形態機能学　生活行動からみるからだ，127，日本看護協会出

版会，2017

2）深井喜代子：第1章 呼吸・循環を整える技術．新体系看護学全書基礎看護技術Ⅱ 第5版，196，メヂカルフレンド社，2021

3）松尾ミヨ子，城生弘美，習田明裕，金 壽子編：ナーシンググラフィカ基礎看護学③ 基礎看護技術Ⅱ看護実践のための援助技術，297，メディカ出版，2022

4）任 和子編：系統看護学講座 基礎看護技術Ⅱ 第18版，241，医学書院，2022

5）松尾ミヨ子，城生弘美，習田明裕，金 壽子編：ナーシンググラフィカ基礎看護学③ 基礎看護技術Ⅱ看護実践のための援助技術，299，メディカ出版，2022

6）松尾ミヨ子，城生弘美，習田明裕，金 壽子編：ナーシンググラフィカ基礎看護学③ 基礎看護技術Ⅱ看護実践のための援助技術，300，メディカ出版，2022

7）松尾ミヨ子，城生弘美，習田明裕，金 壽子編：呼吸を楽にする技術，ナーシンググラフィカ基礎看護学③ 基礎看護技術Ⅱ看護実践のための援助技術，303，メディカ出版，2022

8）深井喜代子：新体系看護学全書 基礎看護学③基礎看護技術Ⅱ 第5版，211，メジカルフレンド，2021

9）任 和子編：系統看護学講座 基礎看護技術Ⅱ 第18版，234，医学書院，2022

10）医療情報科学研究所編：看護がみえる vol.2 臨床看護技術 第1版，212，メディックメディア，2018

11）藤野彰子：心疾患をもつ人への看護，8，中央法規出版，1997

12）藤野彰子：心疾患をもつ人への看護，16，中央法規出版，1997

13）深井喜代子：新体系看護学全書基礎看護技術Ⅱ 第5版，225-228，メディカルフレンド社，2021

13 | 創傷管理と褥瘡予防

四谷　淳子

《**目標＆ポイント**》　褥瘡は，一般に「床ずれ」と呼ばれ，主に臥床している際に寝具と接触している身体部分の血流が途絶えることで生じる阻血性の皮膚および皮下組織の障害である。褥瘡の発生要因をアセスメントし予防するとともに，発生時には創の状態もアセスメントし，治癒を促すケアを行う。本章では褥瘡予防のアセスメント方法，日常のスキンケア，マットレスの適切な選択，除圧ケア，さらに褥瘡の局所ケアについて考えていく。

《**キーワード**》　リスクアセスメントと発生予防，褥瘡分類と経過評価，治療への援助

1. 褥瘡予防ケアの意義

　褥瘡予防の目的は，リスク管理を行い褥瘡の発生を予防することである。発生した場合には適切な治療・ケアで創を早く治癒を促し悪化させないことである。褥瘡が発生すると局所だけではなくさまざまな負担が生じることからリスク管理を行い予防に努め発生させないことが重要である。

(1) 褥瘡の定義

　褥瘡は，日本褥瘡学会が2005年に発表した『科学的根拠に基づく褥瘡局所治療ガイドライン』により「身体に加わった外力は骨と皮膚表層間の軟部組織の血流が低下し，あるいは停止させる。この状況が一定時

214

間持続されると組織が不可逆的な阻血性障害に陥り褥瘡となる」と定義されている[1]。

最近ではギプスや深部静脈血栓症予防ストッキング，酸素マスクなどで発生する医療関連機器圧迫創傷（medical device related pressure ulcer：MDRPU）も問題となっており，必ずしも「骨と皮膚表層との間の組織損傷」ではない[1]。

2. 褥瘡発生のメカニズム

(1) 褥瘡発生のメカニズム

皮膚に圧迫やずれなどの外力が加わると，組織が阻血（虚血）状態に陥ること（阻血性障害）だけでなく，再灌流障害，リンパ系機能障害，機能的変形の4つの機序が複合的に関与し，褥瘡発生を引き起こす（**図13-1**)[2]。

①阻血性障害：グルコース供給不足や嫌気性代謝の亢進により組織内に乳酸が蓄積され，pHが低下することで生じる。

②再灌流障害：血流が再開すると，阻血部位に蓄積された炎症を引き起こす物質が広がり，組織障害の悪化が生じる。再灌流は，単なる阻血状態と比較して，より強い組織損傷を生じさせる。

③リンパ系機能障害：リンパの流れが滞り，老廃物や自己分解性酵素が蓄積されて組織の壊死を生じさせる。

④機体的変形：外力の直接作用により，細胞のアポトーシス（細胞死）や細胞外マトリックスの配列が変化することで起こる。

(2) 褥瘡の発生要因

褥瘡発生の要因には，「個体要因」と「環境・ケア要因」がある（**図13-2**)[3]。個体要因には，基本的日常生活自立度や，病的骨突出，関節拘縮，栄養状態の低下などがある。また「環境・ケア要因」には，体位

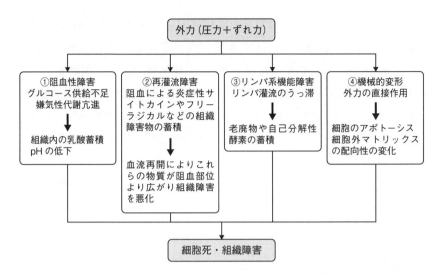

出典：日本褥瘡学会編『褥瘡ガイドブック第2版』照林社，2015年，p18[2]より許諾を得て引用

図13-1　褥瘡発生のメカニズム

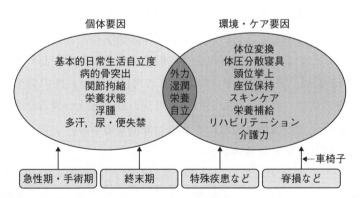

出典：真田弘美，他『褥瘡発生要因の抽出とその評価』日本褥瘡学会誌，5(1-2)：139，2003[3]より許諾を得て一部改変し，引用

図13-2　褥瘡発生の概念図

変換，休圧分散寝具などの不足があげられる。両方の要因が重なる，"過剰な外力"，"湿潤状態の不均衡"，"栄養不足"，"自立の低下"があると，褥瘡が発生しやすい状態となる。「個体要因」と「環境・ケア要因」に，急性期・手術期，終末期，特殊疾患，脊髄損傷（脊損）と車椅子の使用などの状況が関連すると，これらが複合的にはたらき，一度褥瘡が発生すると創傷の治癒が遅延し，難治化しやすくなると考えられている。

特に高齢者では，褥瘡になる要因がそろいやすく，これらが複合的にはたらき，褥瘡を一旦発生すると治癒が遅延し難治性へと陥りやすい[4]。

3. 褥瘡予防管理

褥瘡の予防ケアの基本は，褥瘡発生のリスク評価を行い，リスクに応じた予防ケアを実施することである。

(1) 皮膚の観察

褥瘡発生の危険性が高い人では，皮膚の観察を毎日行うことが大切である。褥瘡が発生しやすい部位を重点的に観察することで，初期段階で発見することができる。観察部位は，褥瘡発生の危険度が高い骨突出部位（**図13-3**）[5]，関節拘縮部位の皮膚密着部位および足趾の関節部位，褥瘡の既往部位，装具・靴などの生活用具の装着部位や酸素マスク・装具装着部位など医療機器装着による圧迫部位である。

(2) 褥瘡のリスクアセスメント

褥瘡発生を低減するには，褥瘡発生のリスクを的確にアセスメントし，褥瘡発生を予測して，予防ケアを行うことが必要である。褥瘡のリスクアセスメントでは，アセスメントスケールを用いることが有用とされている。臨床判断単独で褥瘡発生を予測するのではなく，リスクアセ

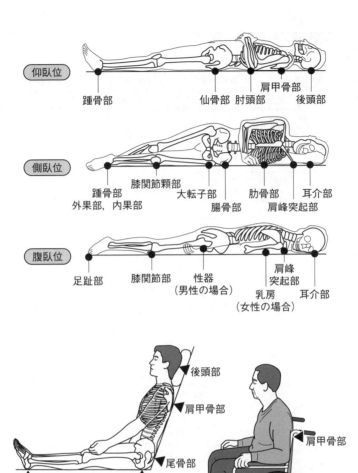

仰臥位
踵骨部　仙骨部　肘頭部　肩甲骨部　後頭部

側臥位
踵骨部　膝関節顆部　大転子部　腸骨部　肋骨部　肩峰突起部　耳介部
外果部，内果部

腹臥位
足趾部　膝関節部　性器（男性の場合）　肩峰突起部　乳房（女性の場合）　耳介部

後頭部
肩甲骨部
尾骨部
踵骨部　坐骨結節部
肩甲骨部
坐骨結節部

出典：日本褥瘡学会編『在宅褥瘡予防・治療ガイドブック第3版』照林社，2015年，p37[5)]より許諾を得て引用

図 13-3　褥瘡好発部位

218

表 13-1　日本語版ブレーデンスケール

患者氏名：
評価者氏名：
評価年月日：

知覚の認知 圧迫による不快感に対して適切に反応できる能力	1. 全く知覚なし 痛みに対する反応（うめく、避ける、つかむ等）なし。この反応は、意識レベルの低下や鎮静による。あるいは、体のおおよそ全体にわたり痛覚の障害がある。	2. 重度の障害あり 痛みにのみ反応する。不快感を伝えるときには、うめくことや身の置き場なく動くことしかできない。あるいは、知覚障害があり、体の1/2以上にわたり痛みや不快感の感じ方が完全ではない。	3. 軽度の障害あり 呼びかけに反応する。しかし、不快感や体位変換のニードを伝えることが、いつもできるとは限らない。あるいは、いくぶん知覚障害があり、四肢の1,2本において痛みや不快感の感じ方が完全ではない部位がある。	4. 障害なし 呼びかけに反応する。知覚欠損はなく、痛みや不快感を訴えることができる。	
湿潤 皮膚が湿潤にさらされる程度	1. 常に湿っている 皮膚は汗や尿などのために、ほとんどいつも湿っている。患者を移動したり、体位変換するごとに湿気が認められる。	2. たいてい湿っている 皮膚はいつもではないが、しばしば湿っている。各勤務時間中に少なくとも1回は寝衣寝具を交換しなければならない。	3. 時々湿っている 皮膚は時々湿っている。定期的な交換以外に、1日1回程度、寝衣寝具を追加して交換する必要がある。	4. めったに湿っていない 皮膚は通常乾燥している。定期的に寝衣寝具を交換すればよい。	
活動性 行動の範囲	1. 臥床 寝たきりの状態である。	2. 座位可能 ほとんど、または全く歩けない。自力で体重を支えられなかったり、椅子や車椅子に座るときは、介助が必要であったりする。	3. 時々歩行可能 介助の有無にかかわらず、日中時々歩くが、非常に短い距離に限られる。各勤務時間中にほとんどの時間を床上で過ごす。	4. 歩行可能 起きている間は少なくとも1日2回は部屋の外を歩く。そして少なくとも2時間に1回は室内を歩く。	
可動性 体位を変えたり整えたりできる能力	1. 全く体動なし 介助なしでは、体幹または四肢を少しも動かさない。	2. 非常に限られる 時々体幹または四肢を少し動かす。しかし、しばしば自力で動かしたり、または有効な（圧迫を除去するような）体動はしない。	3. やや限られる 少しの動きではあるが、しばしば自力で体幹または四肢を動かす。	4. 自由に体動する 介助なしで頻回にかつ適切な（体位を変えるような）体動をする。	
栄養状態 普段の食事摂取状況	1. 不良 決して全量摂取しない。めったに出された食事の1/3以上を食べない。タンパク質・乳製品は1日2皿（カップ）分以下の摂取である。水分摂取が不足している。消化態栄養剤（半消化態、経腸栄養剤）の補充はない。あるいは、絶食であったり、透明な流動食（お茶、ジュース等）なら摂取したりする。または、末梢点滴を5日間以上続けている。	2. やや不良 めったに全量摂取しない。普段は出された食事の約1/2しか食べない。タンパク質・乳製品は1日3皿（カップ）分の摂取である。時々消化態栄養剤（半消化態、経腸栄養剤）を摂取することもある。あるいは、流動食や経管栄養を受けているが、その量は1日必要摂取量以下である。	3. 良好 たいていは1日3回以上食事をし、1食につき半分以上は食べる。タンパク質・乳製品は1日4皿（カップ）分摂取する。時々食事を拒否することもあるが、勧めれば通常補食する。あるいは、栄養的におおよそ整った経管栄養や高カロリー輸液を受けている。	4. 非常に良好 毎食おおよそ食べる。通常はタンパク質・乳製品を1日4皿（カップ）分以上摂取する。時々間食（おやつ）を食べる。補食する必要はない。	
摩擦とずれ	1. 問題あり 移動のためには、中等度から最大限の介助を要する。シーツでこすれず体を動かすことは不可能である。しばしば床上や椅子の上でずり落ち、全面介助で何度も元の位置に戻すことが必要となる。痙攣、拘縮、振戦は持続的に摩擦を引き起こす。	2. 潜在的に問題あり 弱々しく動く。または最小限の介助が必要である。移動時皮膚は、ある程度シーツや椅子、抑制帯、補助具等にこすれている可能性がある。たいがいの時間は、椅子や床上で比較的よい体位を保つことができる。	3. 問題なし 自力で椅子や床上を動かし、移動中十分に体を支える筋力を備えている。いつでも、椅子や床上でよい体位を保つことができる。		
				合計点	

©Braden and Bergstrom. 1988
訳：真田弘美（東京大学大学院医学系研究科）／大岡みち子（North West Community Hospital. IL. U.S.A.）

訳者より許諾を得て一部改変し、引用

スメントスケールと組み合わせて適切な予防介入と連動させることで褥瘡発生の軽減につながると記されている[6]。

　リスクアセスメントスケールには，ブレーデンスケールやK式スケール，OHスケール，厚生労働省危険因子評価，さらに在宅に特化した在宅版K式スケールがある。一般的に，ブレーデンスケールを用いることが勧められる[7]（**表13-1**）。6項目の「知覚の認知」・「湿潤」・「活動性」・「可動性」・「栄養状態」・「摩擦とずれ」を点数化する[8]。各項目の得点を合計し6〜23点で褥瘡発生リスクを評価する。点数が低いほど褥瘡発生の危険が高いとされる。カットオフ値は14〜20点と幅があるが，スケール導入後のコホート研究では，褥瘡発生率の50〜60％が低減しマットレス使用の費用削減につながったとの研究もある[8]。

(3) 褥瘡の予防ケア

　予防ケアの原則は，外力を軽減し，スキンケアやリハビリテーションを適切に行い，栄養管理によって皮膚の組織耐久性を維持することである。

(1) 圧迫・ずれの軽減

　外力（圧迫・ずれ）を排除するために，療養者の身体状況に応じた適切な体圧分散寝具を選択し，定期的な体位変換を行う必要がある。また，体位変換時や頭側挙上時（以下，ヘッドアップ）には，必ずずれが発生するため，そのずれ力を排除することも褥瘡予防・褥瘡治癒には必要なケアとなる。

①体圧分散マットレスの使用

　体圧分散マットレスは，身体を沈め生理的な湾曲に順応して接触面積を広げることで圧力を減少させる。または，体圧のかかる部位を一時的に浮かせることで体圧を解除する圧再分配機能をもっている[6]。体圧分散マットレスの種類は使用方法・素材・機能から分類されており，褥瘡発生のリスク度合いに応じて，適切な寝具を選択する（**図13-4**）[9]。体圧

220

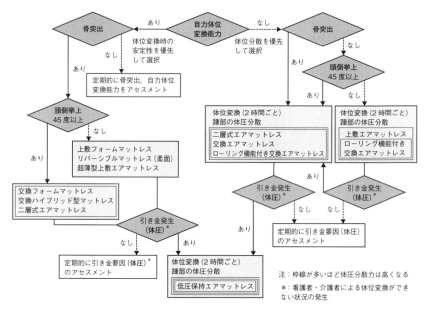

出典：日本褥瘡学会編『在宅褥瘡予防・治療ガイドブック第3版』照林社，2015年，p58[9]より許諾を得て引用

図13-4　褥瘡リスクに応じた体圧分散マットレスの選択方法

分散マットレス選択後に適切な圧管理ができているかは，簡易型体圧測定器を用いて体圧を測定する。目標の体圧は，50 mmHg以下である[6]。

　体圧分散マットレス使用時，シーツをピンと張ってしわをつくらないようにベッドメーキングをした場合，ハンモック現象という身体が沈む距離が浅く接触面積が狭くなり，骨突出部の圧力が上昇するため，体圧分散寝具の沈める機能を十分に活用できなくなる。そのため機能を活かすには，シーツの張り過ぎに注意し，ルーズフィットによるベッドメーキングを行う（**図13-5**）。また，汗や排泄物の汚染防止としてシーツを敷いた上にバスタオルなどの伸縮性のない素材を重ねることも圧を上昇させる原因となる。最近では，体圧分散マットレス専用の伸縮性のある

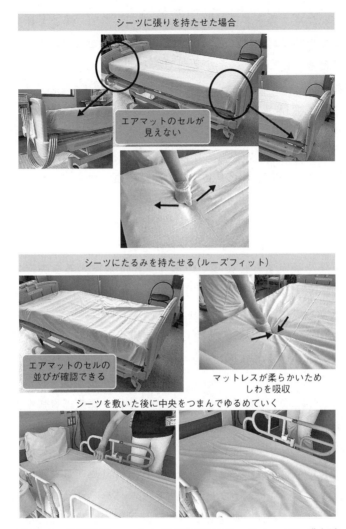

図 13-5 体圧分散マットレス使用時のベッドメーキング方法

素材を用いたボックスタイプのシーツも使用されている。体圧分散寝具の機能を理解してシーツを選択し，圧再分配機能を有効にするベッドメーキングを考慮していくことが必要である[10]。

②体位変換

　自力で体位変換ができない場合は，長時間同じ体位が続かないように，患者の状態に応じた体位変換を定期的に行う必要がある。体圧分散マットレスを使用していても，体位変換は必要である。ただし，体位変換の間隔は患者の状態やマットレスの種類によって決定されるため，一概に決めることはできない。『褥瘡予防・管理ガイドライン第5版』では，標準マットレスを使用している場合は，基本的には2時間以内の間隔で行うが，体圧分散マットレスを使用した場合は4時間を超えない体位変換間隔を提案するとなっている[11]。体位変換間隔を決定していくうえでは，NPUAP/EPUAP/PPPIA のガイドラインに「体位変換の頻度を決定する際は，使用中の体圧分散マットレスについて考慮する」「患者ごとの組織耐久性，活動性および可動性レベル，全身状態，全体的な治療方針，皮膚の状態，安楽を考慮して体位変換の頻度を決定する」と記載されている[12]。よって，栄養状態や皮膚湿潤・乾燥，浮腫，循環動態や呼吸状態，体位ドレナージの必要性，褥瘡の有無を観察・アセスメントし決定していく必要がある。

　肩や腰・上肢や下肢に順番に，小枕や小さなクッションをマットレスの下に挿入したり，抜いたりすることを適宜繰り返すことにより，圧の移動を行うスモールシフトがある。大きく身体を動かせない状態にある場合など，患者に大きな動作を要さずに接触圧の変化が行えるため，夜間の睡眠を確保できることにもつながる[13]。

(2) 摩擦・ずれ力の予防

　ずれを低減させることも褥瘡予防においては重要なケアのひとつであ

る。ずれの対策として，①ずれを生じさせないこと，②生じたずれを解除することの2つが必要となる。ずれは，身体と寝具との間の摩擦で生じることから，摩擦抵抗を減らすことで軽減できる。褥瘡の好発部位にオイルを塗布することや，すべり機能のあるドレッシング材を貼付する方法が褥瘡予防に有効であると提案されている。

　ずれは，ベッドのヘッドアップやヘッドダウンの直後に生じやすい。ヘッドアップ時には，重力により身体が下に滑り落ちようとする状態を皮膚と寝具の間でとどめようとずれ力が生じる。ずれ力を排除するために上半身に手を入れて一度寝具から離してもどすこと（背抜き）やすべりのよいグローブを使用し背中から圧を抜くこと。ヘッドダウン直後は，一時的に側臥位にして背部の接触を解除する方法である。

（3）スキンケア

　組織耐久性低下を予防するには，皮膚を発汗や便・尿の失禁による汚染や湿潤から回避し，健康で清潔な皮膚の状態を保つ必要がある。

①入浴・シャワー浴・清拭

　入浴は皮膚の清潔のほか，皮膚や組織の代謝促進などの効果があり，褥瘡の予防や治癒には有用である。褥瘡があっても，全身状態が落ち着いていればなるべく入浴を行う。入浴ができなくても可能な限りシャワー浴を行うか，毎日清拭を行う。その際には，温かいタオルを使用し適度な圧で拭く。創部は擦らないように，創周囲の汚れをやさしく除去する。清拭後は乾燥したタオルで水分を押さえ拭きする。乾燥した皮膚（ドライスキン）は汗や排泄物，衣類の接触，圧迫などの刺激に対しトラブルを起こしやすい。入浴や清拭後には保湿剤を塗布し皮膚の乾燥を防ぐほか，居室内の湿度が低くなりすぎないようにすることも大切である。

②浸軟・失禁ケア

浸軟とは「水に浸漬して角質層の水分が増加し，一過性に体積が増えてふやけることで，可逆性の変化」などと定義される[11]。

皮膚の浸軟の原因には尿，便失禁，多量の発汗や浮腫によるリンパ液漏出などがある。浸軟状態が続くと皮膚のバリア機能が低下し物理的，化学的な刺激を受けやすくなる。特にオムツ着用の場合は皮膚が浸軟しやすいため，汚染時には十分に洗浄，清拭を行う。皮膚を保護するスキンケア用品には撥水や被膜効果のあるクリームやスプレーなどがある。2次的な汚染が生じないよう皮膚のバリア機能を維持することが重要である。使用する紙おむつは吸水性のよいものを勧め，交換の間隔も考慮する。

(4) 栄養管理

タンパク質・エネルギー低栄養状態（protein energy malnutrition：PEM）は全身状態の悪化や組織耐久性の低下をもたらすものである。低栄養状態の患者に圧迫が加わると褥瘡発生のリスクが高まることになる。褥瘡発生リスクを有する患者は，基礎疾患や嚥下障害による食事摂取量の低下が予測される。したがって，適正な栄養評価（主観的包括的栄養評価：SGA，客観的データ栄養評価：ODA）と栄養管理ケア計画に基づいて，患者の状態に応じた方法で食事を援助することが重要である。

(5) リハビリテーション

褥瘡発生の要因に影響を強めるものとして関節拘縮，筋委縮，動作能力低下（不動）などがあげられる。それらをリハビリテーションによって回避することが褥瘡予防につながる。脳卒中などの褥瘡発生の要因となるような疾患を発症した場合，早期にリハビリテーションを行い，関節拘縮や筋委縮を予防することが重要となる。関節拘縮を予防するためには，他動運動の実施と関節拘縮を最小限にとどめ安定した姿勢をとる

ポジショニングが必要である。

　他動運動は，関節拘縮予防のほか，皮膚を伸張し皮膚同士の密着を防いで，皮膚の柔軟性を維持する目的もある。実施する際は，患者の関節可動域を確認し，決して無理に動かさないように行う。ポジショニングは，体圧を分散させるとともに姿勢の安定をはかるため，接触面積を広げ皮膚同士の接触を避け，皮膚表面の通気性を確保する。すでに関節拘縮がある場合は，拘縮の悪化を防ぎ現状を維持することが目的となる。自分で体圧を分散することが一番の褥瘡予防であり，動ける場合には動きを妨げないポジショニングを行う。使用するポジショニングクッションに体重がしっかりと載るように，クッションの高さ・大きさ・素材・へたりに留意し，その人の生活状況に応じたポジショニングをとるようにする。

4. 褥瘡発生後のケア

　褥瘡は予防できることが望ましいが，発生した場合は褥瘡の病態をアセスメントし，適切な看護ケアが必要となる。褥瘡発生後も，①原因の除去，すなわち外力を取り除くこと，②治癒を阻害する要因の除去，すなわち失禁のコントロールと細菌汚染の軽減が重要である。また，発生の引き金となった基礎疾患の治療も並行して，創の局所の治療を行う。

(1) 創のアセスメント

　褥瘡の病態には浅い褥瘡と深い褥瘡に大別される。また，急性期の褥瘡は発生時から1～3週間までの局所状態が不安定な褥瘡を指しそれ以降を慢性期の褥瘡としている。局所の治療や治癒予測においては適切な創面の評価が必要であり，その評価に基づいて医師，看護師，薬剤師等が連携し外用薬やドレッシング材を選択し治療する。

カテゴリ／ステージ I：消退しない発赤 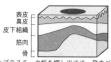 表皮 真皮 皮下組織 筋肉 骨 透明なプラスチック板を押し当てて，発赤が消えないことを確認する。消える場合は含めない。しかし消える発赤でも進行する場合があるので観察を続ける	通常骨突出部に限局された領域に消退しない発赤をともなう損傷のない皮膚。色素の濃い皮膚には明白な消退は起こらないが，周囲の皮膚と色が異なることがある。 　周囲の組織と比較して疼痛をともない，硬い，柔らかい，熱感や冷感があるなどの場合がある。カテゴリ I は皮膚の色素が濃い患者では発見が困難なことがある。「リスクのある」患者とみなされる可能性がある。
カテゴリ／ステージ II：部分欠損または水疱 まわりの皮膚とほとんど段差がなく，毛穴が見えることが多い	黄色壊死組織（スラフ）をともなわない，創底が薄赤色の浅い潰瘍として現れる真皮の部分層欠損。皮蓋が破れていないもしくは開放／破裂した，血清または漿液で満たされた水疱を呈することもある。 　スラフまたは皮下出血*をともなわず，光沢や乾燥した浅い潰瘍を呈する。このカテゴリは，皮膚裂傷，テープによる皮膚炎，失禁関連皮膚炎，浸軟，表皮剝離の表現に用いるべきではない。 　　*皮下出血は深部組織損傷を示す。
カテゴリ／ステージ III：全層皮膚欠損（脂肪層の露出） まわりの皮膚との間に段差があり，創底に柔らかい黄色の壊死組織が存在することが多い	全層組織欠損。皮下脂肪は視認できるが，骨，腱，筋肉は露出していない。組織欠損の深度がわからなくなるほどではないがスラフが付着していることがある。ポケットや瘻孔が存在することもある。 　カテゴリ／ステージ III の褥瘡の深さは，解剖学的位置によりさまざまである。鼻梁部，耳介部，後頭部，踝部には皮下（脂肪）組織がなく，カテゴリ／ステージ III の褥瘡は浅くなる可能性がある。反対に脂肪が厚い部位では，カテゴリ／ステージ III の非常に深い褥瘡が生じる可能性がある。骨／腱は視認できず，直接触知できない。
カテゴリ／ステージ IV：全層組織欠損 まわりの皮膚との間に段差があり，中には創底に密着した黄色の壊死組織や，糸を引いたように見える壊死組織が見えることがある	骨，腱，筋肉の露出をともなう全層組織欠損。スラフまたはエスカー（黒色壊死組織）が付着していることがある。ポケットや瘻孔を伴うことが多い。 　カテゴリ／ステージ IV の褥瘡の深さは解剖学的位置によりさまざまである。鼻梁部，耳介部，後頭部，踝部には皮下（脂肪）組織がなく，カテゴリ／ステージ IV の褥瘡は浅くなる可能性がある。反対に脂肪屈が厚い部位ではカテゴリ／ステージ IV の非常に深い褥瘡が生じることがある。カテゴリ／ステージ IV の褥瘡は筋肉や支持組織（筋膜，関節包など）に及び，骨髄炎や骨炎を生じやすくすることもある。骨／筋肉が露出し，視認することや直接触知することができる。
分類不能：皮膚または組織の全層欠損—深さ不明	創底にスラフ（黄色，黄褐色，灰色，緑色または茶色）やエスカー（黄褐色，茶色または黒色）が付着し，潰瘍の実際の深さが全くわからなくなっている全層組織欠損。 　スラフやエスカーを十分に除去して創底を露出させない限り，正確な深達度は判定できないが，カテゴリ／ステージ III もしくは IV の創である。踵に付着した，安定した（発赤や波動がなく，乾燥し，固着し，損傷がない）エスカーは「天然の（生体の）創保護」の役割を果たすので除去すべきではない。
深部組織損傷疑い（suspected DTI）—深さ不明 長時間の手術後に発生した。紫色を呈しており，深部に硬結を触れる	圧力やせん断力によって生じた皮下軟部組織が損傷に起因する，限局性の紫色または栗色の皮膚変色または血疱。 　隣接する組織と比べ，疼痛，硬結，脆弱，浸潤性で熱感または冷感などの所見が先行して認められる場合がある。深部組織損傷は，皮膚の色素が濃い患者では発見が困難なことがある。進行すると暗色の創底に薄い水疱ができることがある。創がさらに進行すると，薄いエスカーで覆われることもある。適切な治療を行っても進行は速く，適切な治療を行ってもさらに深い組織が露出することもある。

出典：European Pressure Ulcer Advisory Panel and National Pressure Ulcer Advisory Panel. Prevention and treatment of pressure ulcers：quick reference guide. Washington DC：National Pressure Ulcer Advisory Panel：2009〔宮地良樹，真田弘美監訳．EPUAP（ヨーロッパ褥瘡諮問委員会）/NPUAP（米国褥瘡諮問委員会）著『褥瘡予防＆治療 クイックリファレンスガイド（Pressure Ulcer Prevention & Treatment）』，2009年，pp8-9[14]〕より一部改変し，引用

図 13-6　NPUAP/EPUAP による褥瘡の分類

(1) NPUAP/EPUAP による褥瘡の国際定義

　褥瘡の深達度分類として使用されるのが，米国褥瘡諮問委員会（National Pressure Ulcer Advisory Panel：NPUAP），ヨーロッパ褥瘡諮問員会（European Pressure Ulcer Advisory Panel）によって作成された分類である（**図 13-6**）[14]。2007 年に NPUAP 分類が改訂され，従来の深さによって褥瘡を分ける，ステージⅠ（消退しない発赤），Ⅱ（部分欠損または水疱），Ⅲ（全層皮膚欠損，脂肪層の漏出），Ⅳ（全層組織欠損）に加えて，壊死組織のため深達度がわからない場合（判定不能）と，急性期の段階では正確な深達度の評価ができない場合（deep tissue injury：DTI）が加えられた。DTI とは，初期の段階では表皮から判断の限りでは浅い褥瘡のようにみえるが，実際は皮下組織が損傷を受けており，それが時間の経過とともに次第に壊死組織や潰瘍となり，深い褥瘡であることが明らかになるものである[1]。

(2) 褥瘡状態評価スケール DESIGN-R®2020

　2002 年から褥瘡状態の評価に DESIGN，2008 年に DESIGN-R，2020 年には臨床での評価スケールは DESIGN-R®2020 を用いて行うようになった。これは，Depth（深さ），Exudate（滲出液），Size（大きさ），Inflammation/Infection（炎症/感染），Granulation tissue（肉芽組織），Necrotic tissue（壊死組織）および Rating（評価）の頭文字をとって作成された評価スケールである各項目を点数化し，深さ以外の項目の総得点で，褥瘡の重症度および治癒経過を評価するものである。また，重症度の低い項目を小文字で，重症度の高い項目を大文字で表すことにより，褥瘡の状態を簡便に把握することが可能となっている。点数が高ければ高いほど褥瘡の重症度が高いことを示す。DESIGN-R®2020 を用いて褥瘡部の評価を行ったうえで，褥瘡の創傷治癒過程がどの程度進んでいるかを把握し，褥瘡を治癒へ導くための看護ケアを提供する。観察項

目には「深部損傷褥瘡（DTI）の疑い」，「臨界定着疑い」が追加されている。評価は週1回を目安に採点し，いま行っているケアが適切かどうかを判断する[15]。

(2) 創局所のケア

　創の局所管理では，①創面環境調整（wound bed preparation：WBP），②創周囲皮膚の清潔（periwound skin cleansing：PSC），③湿潤環境下での創傷治癒（moist wound healing：MWH）が基本原則となる。つまり，創部の壊死組織を除去し，周囲皮膚を洗浄することで創の清浄化をはかり，ドレッシング材を貼付することで湿潤環境を提供することが重要となる。

(1) 創部と創周囲皮膚の洗浄

　創部の洗浄は，創表面の異物（細菌，タンパク質，薬剤の残渣など）や壊死組織のデブリードマンを目的に行い，創および創周囲を洗浄することで創の清浄化をはかる。

①創周囲の皮膚は，弱酸性洗浄剤を十分泡立て愛護的洗浄する。弱酸性洗浄剤で洗浄することによって創の清浄化をはかることができ，治癒期間が短縮する[16]。

②創部はシャワーボトルなどである程度の圧をかけながら，創内に入った洗浄剤を微温湯で洗浄する。

③ポケットのある創は，シリンジやエクステンションチューブなどを用い，ポケット内部を十分な洗浄量で圧をかけながら洗浄する。

④余分な水分は拭き取る（抑え拭き）。

(2) ドレッシング材の貼付および剥離方法

　創傷治癒過程を正常に進めるには，その主体となる細胞がスムーズに活動できる場を提供しなければならない。現在では，ドレッシング材を用いて湿潤環境を提供する moist wound healing での創傷治癒という概

表 13-2　ドレッシング材の種類

機　能	ドレッシング材	主な対応
褥瘡を閉鎖し湿潤環境を形成する	ハイドロコロイド	主に肉芽組織増殖促進，上皮形成促進
	ポリウレタンフィルム	—
乾燥した創を湿潤させる	ハイドロジェル	乾燥した壊死組織に覆われている創の壊死組織の除去
滲出をの吸収・保持	キチン，アルギン酸塩，ハイドロファイバー®（銀含有製材を含む），ハイドロポリマー，ポリウレタンフォーム	主に炎症期から肉芽組織増殖期への移行期までの滲出液が多量な創，壊死組織除去など創面の清浄化が必要な創，肉芽組織増殖のために滲出液のコントロールが必要な創

念が広く一般に受け入れられるようになってきた。wound bed preparation による管理は，①細菌の侵入をブロックし，免疫防御機能を賦活化する，②細胞の移動を容易にし，肉芽を増勢させる，③創部が低酸素状態となり，毛細血管の新生を盛んにする効果がある。

　このようにドレッシング材は，刺激からの保護，壊死組織の除去，湿潤環境の維持などを目的としている。ドレッシング材も多く開発されている（**表13-2**）。

　さらに取り扱いが簡便で除去時に創の肉芽組織の損傷が少なく，鎮痛効果，審美的，経済的であることがあげられる。

　ドレッシング材を貼付する際は，創部および周囲皮膚を清潔にしてから行う。貼付するドレッシング材の大きさや種類は，創サイズ，滲出液の量などを考慮して決め，定期的に交換する。ドレッシング材のよれ，漏れには適宜交換，粘着が強く剝がれにくい場合には微温湯や剝離剤を用いる。剝がした後にも創部および滲出液の状況を観察し状況に応じたケア方法を選択する[11]。

(3) 外用薬・消毒剤について

外用薬は主剤（薬効成分）と基剤で構成され，大部分（約99％）は基剤が占めているため，創の状態を把握したうえで薬効だけでなく，基剤特性も考えて外用薬を選択する。まずは創の深さに着目し，薬剤を選択する。浅い褥瘡（深さが真皮層までにとどまる）の場合は，創面を外力から保護し，適度な湿潤環境を保ち皮膚の再生をはかる必要があるため油脂性や乳剤基剤などの外用薬を用いる。深い褥瘡（皮下組織から深部に至る）の場合には，壊死組織の存在，不良肉芽形成，感染による過剰な滲出液，さらにポケット形成などがみられ，創の治癒が進まない場合がある。まず壊死組織を軟化させる外用薬で取り除き，肉芽形成促進，上皮形成あるいは，創の収縮・閉鎖に有効な外用薬に選択し治癒をはかる方法がある。

褥瘡などの創傷において，細菌が存在することが必ずしも感染を起こしているのではなく，細菌と創（宿主）の力関係が崩れ，細菌が安定した増殖を行い，生体に何らかの症状・疾患が起こされた状態を感染と呼んでいる。以前は，"創傷には消毒剤を使わない"という見解が主流であったが，2012年日本褥瘡学会の『褥瘡予防・管理ガイドライン』において「明らかな創部の感染を認め，滲出液や膿苔が多いときには洗浄前に消毒を行ってもよい」とされた。2022年のガイドライン5版でも消毒剤の使用は「創に感染兆候が見られ，治癒遅延した場合，期間を限定することは創面の細菌数を制御するための選択肢である」と指摘されている[16]。しかし毒性の強い消毒剤に使用は慎重であることが必要である。このように深い褥瘡や慢性期の褥瘡の治療には患者の苦痛，負担以外にもケアをする側の人的，時間的に多くの労力が必要となってくることから予防ケアが大切である。

学習課題

1. 褥瘡を防ぐための一番大事なケアは何かを整理し，褥瘡発生リスクの高い患者のケア計画を考えてみよう。
2. 褥瘡の分類と創の評価方法について整理しておこう。
3. 褥瘡がある方に使用するドレッシング材の選択方法とその後の管理について，整理しておこう。

引用文献

1) 日本褥瘡学会編：褥瘡ガイドブック第 2 版，8，照林社，2015
2) 日本褥瘡学会編：褥瘡ガイドブック第 2 版，18-19，照林社，2015
3) 真田弘美，大浦武彦，中條俊夫他：褥瘡発生要因の抽出とその評価，日本褥瘡学会誌，5（1-2）：136-149，2003
4) 日本褥瘡学会編：在宅褥瘡テキストブック，12-13，照林社，2020
5) 日本褥瘡学会編：在宅褥瘡予防・治療ガイドブック 第 3 版，37，照林社，2015
6) 真田弘美，大浦紀彦，溝上祐子，市岡滋編：創傷ケアの基本，ナースのためのアドバンス創傷ケア，2-14，照林社，2012
7) 日本褥瘡学会編：褥瘡ガイドブック第 3 版，164，照林社，2023
8) Braden BJ, Bergstrom N：A conceptual schema for the study of the etiology of pressure sores. Rehabi Nurs, 12（1），8-12, 1987
9) 日本褥瘡学会編：在宅褥瘡予防・治療ガイドブック 第 3 版，58，照林社，2015
10) 松尾淳子，福田守良，井内映美，他：ベッドメーキングの違いがエアマットレスの圧再分配に及ぼす影響，日本創傷・オストミー・失禁管理学会誌，17（1），33-39，2013
11) 日本褥瘡学会：褥瘡予防・管理ガイドライン第 5 版，照林社，2022
12) National Pressure Ulcer Advisory Panel Support Surface Standard Initiative：

Terms and Definitions Related to Support Surfaces（S3I）. https://npiap.co m/page/S3I（Accessed：2023. 2. 9）

13）丹波光子編：体位変換，先輩になったらこの1冊だけでいい褥瘡・創傷ケア，36-41，メディカ出版，2022

14）宮地良樹，真田弘美監訳，EPUAP（ヨーロッパ褥瘡諮問委員会)/NPUAP（米国褥瘡諮問委員会）著：褥瘡予防＆治療 クイックリファレンスガイド（Pressure Ulcer Prevention & Treatment），ケープ，2009

15）日本褥瘡学会編：改定 DESIGN-R®2020 コンセンサス・ドキュメント，4-11，照林社，2021

16）Konya C, Sanada H, Sugama J, et al：Dose the use of a cleanser on skin surrounding pressure ulcer in older people promote healing? Journal of Wound Care, 14（4），169-171, 2005

14 | 教育・学習支援の方法

戸ヶ里泰典

《**目標＆ポイント**》　がんや慢性疾患などのいわゆる非感染性疾患とともに生活をする患者が多くなるなか，セルフケアやセルフマネジメントができる能力や環境に対する支援が重要な役割となってきている。また教育の在り方も知識を詰め込んでいく形から能力形成やエンパワメントを期待する方向にシフトしている。まず理論的方法論的な基礎をふまえたのちに，具体例をいくつか交えつつ教育・学習支援の在り方について考えていく。

《**キーワード**》　成人教育，経験学習，行動変容，エンパワメント，教育プログラム評価

1. 看護・医療にかかわる教育・学習の理論

　学習・教育と聞くと学校で先生が児童・生徒に向けて教壇から板書しつつ説明をしている教室シーンを思い出す人が多いかもしれない。臨床において看護師は患者に対して療養生活に関する指導・ガイダンスを実施する必要に迫られる場面が多くある。ここで看護師＝先生，患者＝児童・生徒，とたとえて，教室シーンを再現してもうまくいく時もあれば，全く思うようにいかないこともある。それはどうしてなのだろうか。この悩みは今に始まったことではなく，過去100年以上にわたり，看護・医療界だけでなく，教育界全体が悩んでいるといってもよいだろう。まず教育と学習の違いについて整理したのちに，この悩みに対して先人たちがどのように答えを出してきたのかを整理してみよう。

(1) 教育と学習

　学習とは，新しい解釈，知識，行動，スキル，価値観，態度，選好を獲得していくプロセスである[1]。教育は，こうした学習に対して次のようにも定義されている。「学習を誘発させ，伝達し，獲得するための意図的で体系的で持続的な努力」[2]とされる。「努力」でなく「プロセス（過程）」とする場合もある。教育と学習は，教える，教えられる，の関係が基礎にあって，教育は教える側の問題である一方で，教えられる側の存在も必要になる。それに対して学習は，主体的な行為でありプロセスでもあり，人間は生まれた時から学習が始まっている。人間以外の動物においても学習は行われており，近年では人工知能により機械も学習することができるようになっている。

　国際連合教育科学文化機関（United Nations Educational, Scientific and Cultural Organization：UNESCO）は 1985 年に学習権宣言を採択した。学習権とは「読み書きの権利であり，問い続け，深く考える権利であり，想像し，創造する権利であり，自分自身の世界を読み取り，歴史をつづる権利であり，あらゆる教育の手だてを得る権利であり，個人的・集団的力量を発達させる権利」とされた。学習権は，子どもが成熟するために必要な学習環境の整備の必要を意図することはもとより，学習は生存において不可欠な手段とし，成人においても重要な基本的な人権のひとつとされた。このころから教える側よりも学ぶ側の主体性に重きが置かれるようになってきている。看護実践のなかで患者やクライアント，あるいは市民に対するかかわりでは，対象の主体性に寄り添い支える意味で学習や学習支援という用語が多く使われる。

(2) 子どもの教育 vs 大人の教育：ノールズの理論

　そもそも，子どもと大人（成人）とは，学習者としての意味，「経験」がもつ役割，学習の準備状態，学習の方向性，学習の動機のそれぞれで

表14-1　子どもの教育（ペタゴジー）vs 大人の教育（アンドラゴジー）

	子どもの教育 （ペタゴジー）	大人の教育 （アンドラゴジー）
学習者としての意味	依存的・受動的	自己決定性・能動的
「経験」がもつ役割	学習者（子ども）の経験は重要視されず，教育者側の経験が重要視される。	学習者（大人）の経験は多く，学習のための資源となる。
学習の準備状態 （レディネス）	発達段階に応じて変化するもので，心身の成熟度によりすべきことができるかが大事。多くはカリキュラムによって決められている。	実生活における課題や問題を解決するうえでの学習の必要性に応じて生じる。社会的役割を遂行するなかでのニードが重要。
学習の方向性	将来に応用されることを前提とした学習。将来の準備として学ぶことが多く，知識や技術を実践に活かすまでには時間差が生じる。	すぐに応用することを前提とした学習。実生活での課題や問題を解決するうえで即必要な知識や技術を得るために学ぶことが多い。
学習の動機づけ	外発的動機づけ（報酬や罰など）	内発的動機づけ（好奇心や興味など）

出典：島 美佐子『早稲田大学大学院教育学研究科紀要, 別冊26：45-54, 2019』[3]を参照して筆者作成

異なるという考え方がある。この考え方は，1960年代に教育学者のマルカム・ノールズ（Knowles M.）が提唱したものである。概要を**表14-1**に示した。ノールズは子どもの教育を「ペタゴジー」，大人の教育を「アンドラゴジー」と名づけて，学習者としての意味，「経験」がもつ役割，学習の準備状況（レディネス），学習の方向性，学習の動機づけ，のそれぞれで整理を行った。

　慢性腎不全の成人患者Aさん（50歳・男性）を例に考えてみよう。Aさんは慢性腎不全と診断され，日々の食事管理や内服管理が必要になった。Aさんは成人であり会社員でもあり養う家族もいる。Aさん自身と家族とで自分の生活を管理していく必要がある（自己決定・能動性）。また，甘いものがもともと大好きであったが摂取カロリーを抑え

る必要など，自分自身のこれまでの生活体験をふまえることも必要になる（「経験」のもつ役割）。腎不全が悪化し日常生活や社会生活に大きな負担が生じる透析療法への移行することはできるだけ避けたい，という必要性にAさんは迫られ（学習の準備状況），生活を改善するための知識や技術を学びたい（学習の方向性）と考える。こうした学習への動機は誰かから迫られて学習するというより，自分自身の身体と価値観や役割と相談して知識や技術を学ぶ（学習の動機づけ）ことになる。

(3) 銀行型教育 vs 課題提起の教育：フレイレの理論

　ブラジルの教育思想家であるパウロ・フレイレ（Freire P.）は，1940年代には中学校の国語教師をしていたが，その後1950年代には貧しい農村部で成人農夫に対するポルトガル語の識字教育活動に従事した。当時のブラジルでは地方農村における識字率が低いことが社会問題になっており，その教育方法の模索が続いていた。そのようななかでフレイレが実践した「文化サークル」と呼ばれる教育活動では，300人の農夫を対象にして，数年かかるといわれていた識字教育を45日間で達成したことで注目を集めた。そこで1964年にブラジル政府はフレイレの方法論を全国に導入することとなり，フレイレ自身にもブラジルにおける識字教育をけん引していく役割が期待されていた。ところが間もなく勃発した軍事クーデーターによる新しい軍事政権は，フレイレを危険人物とみなし逮捕監禁し，その後国外追放した。米国亡命中に自身の教育経験をふまえて上梓した「被抑圧者の教育学」は英語，スペイン語，日本語など多くの言語に翻訳され，専門書ながら75万部以上発刊されているといわれている。

　フレイレが実施した識字教育は，従来の識字教育とは大きく異なる方法であった。従来の識字教育は，テキストにある単語や文例を一つひとつ覚えていくという作業を繰り返すことで行われていた。たとえば，

「これはペンです」とか「ケンは横浜に住んでいます」といったような
フレーズを反復して記憶していく。しかし，フレイレは，こうした教育
を「銀行型教育」と呼んで批判した。

　銀行型教育とは，教育者が学習者に対して一方的に知識を渡すという
教育の在り方を指す。銀行にたとえているように，学習者は銀行の金庫
のようなもので，教育者が学習者という名の金庫に知識を貯金してい
る，という形になる。ここでフレイレが主張しているのは，学習者は世
界のなかでは知識の従順な受け皿である存在でしかなく，社会に対して
何ら違和感を覚えずにただ宿命的に与えられた知識を受け取っていくだ
けである点である。

　他方，フレイレは「課題提起教育」という教育の在り方を提唱した。
課題提起教育にはいくつかの特徴がある。第 1 に「人間の在り方」に関
する特徴である。人間はただそこにいるだけでなく，世界とともにあっ
て，前向きに自分自身を見つめなおしたり再確認していくことで，現実
を批判的に客観視することができる存在とみなした。第 2 の特徴は「意
識化」である。これは，第 1 の人間の在り方と関係していて，ただそこ
にいるだけで現実を無批判に受け入れている状況から，自分自身の在り
方を左右している社会的状況や自分自身の力を客観的に認識するに至る
過程を指している。第 3 の特徴は「対話」である。フレイレは，対話と
は単なる関係ではなく，人間同士の出会いであって世界を引き受けるた
めのもの，とした。単に考えの押し付け合いではなく，また，ある人か
らある人への考えの移し替えでもない，創造的な行為である，と述べ
た。そして対話が成り立つ条件として，愛があること，謙虚であるこ
と，人間への信頼があることを指摘した。

　こうした課題提起教育において，教育者と学習者の関係は「教える
人」と「教えられる人」の関係ではなく，両者による真の「対話」を通

> **コラム：フレイレの識字教育**
>
> 　フレイレが貧しい人々を対象として実施した課題提起教育型の識字教育の特徴は大きく3つある。1つ目は彼らの社会的現実と密接にかかわる特徴的な言葉（生成語と呼ばれる）を選び出すことである。「スラム（favela）」「鋤（arado）」「食物（comida）」「井戸（poço）」など17の言葉を選択した。2つ目はそれぞれの言葉に関係する絵を作成することである。絵の中には人や動物や家，物など彼らの日常生活のなかにあふれている光景が描かれる。3つ目はグループでディスカッションを行うことである。
>
> 　フレイレらは「文化サークル」という名称で20～30人のグループを組織してこの教育を実践した。ファシリテーター（調整役）が絵を見せて，メンバーに「これは何でしょう？　この人は何をしているのでしょう？」などの質問を投げかけて，自由にディスカッションを行う。たとえば，井戸に関するテーマの場合は，井戸を使っている人や周囲の風景の絵をもとにディスカッションが行われる。誰が井戸を掘ったのか，なぜ掘ったのか，どのようにして掘ったのか，など，質問が投げかけられ，それに対する意見を述べ合うことで，労働概念や自然について学ぶことになる。さらに労働することにより文化を構築することにつながることまでも意識し，それが生活のなかで実践されていく。このように，ひとつの言葉と絵から，問題意識が深化され，自身の生活実践を意識し，変化させる自信をつけ，自身の生活だけでなく，地域や社会をよりよい方向に変化させようと考えるようになる。

じて「意識化」を進める，いわば対等の関係であることが強調された。さらに，識字教育において自分たちが直面している現実を課題化する活動が必要としてプログラムを考案した。

　看護学分野をはじめ対人支援にかかるフレイレの理論をふまえた教育では，後で説明する「エンパワメント」と併せて理解が進んでいる。日常生活を送ることがさまざまな要因により困難になっている人々［パワレス（powerless）状態という］への支援にあたって大きな役割を果たすだろう。たとえば，がん患者の治療法選択における意思決定支援や，麻痺

患者のリハビリテーションの支援といったさまざまな臨床場面のほか，看護学生への教育場面など，多岐にわたる領域で実際に参照されている。

(4) 座学 vs 経験学習：コルブの理論

　教育と学習という言葉からは，学校で机を並べて教師が生徒に教鞭をとっているイメージを抱く人は少なくないだろう。そこには学習指導要領などの指導すべき決まった内容に基づいて，カリキュラムと教科書を用いて授業内容が組み立てられ，学習の内容が規定され，必要な知識の獲得が期待される。このような形態の授業は初等教育をはじめとした基礎教育において実施されることが多い。

　しかし，成人の学習，特に生涯学習と呼ばれるような，社会人が学習していくプロセスにおいては，いわゆる座学よりもさまざまな人生経験のなかから学ぶ主体的な学習の効果に着眼が進んできた。この経験学習は，米国の教育学者であるデイヴィッド・コルブ（Colb D.）により理論化されており，明瞭でわかりやすいことからも近年でもさまざまな領域でよく用いられている理論となっている。

　コルブは経験学習とは，具体的経験が変容された結果，知識が創出されるプロセス，と定義した[4]。そして，経験こそが学びの入り口である，とし，「すでに知っている」と思い込むことこそ学びにとっての一番の障壁とし，まず自身が「学習者」であるというアイデンティティを受け入れるところから始める必要性を説いた[5]。さらに，次の4つのステップを提示し，それらがサイクル，つまり円環的な関係性をもっていると述べた。4つのステップとは，具体的経験（経験すること），内省的検討（検討すること），抽象的思考（考えること），積極的行動（行動すること）である。具体的な説明は**図 14-1** に示した。

　経験学習は，看護分野でも新人教育など職業訓練のケースで応用され

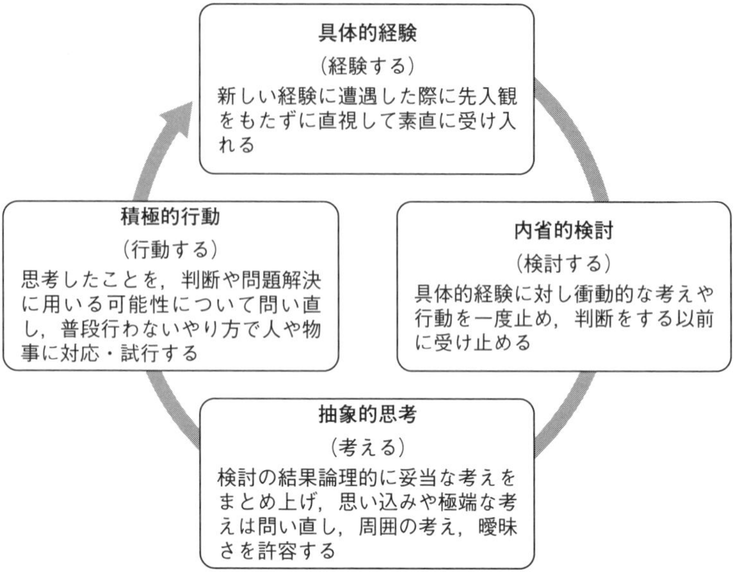

出典：デイヴィッド・コルブ，ケイ・ピーターソン（中野眞由美訳）『最強の経験学習』辰巳出版，
2018[5]をもとに作成

図 14-1　コルブの経験学習サイクル

ることが多い。また，患者のスキルの獲得やよりよい意思決定につなげ
る際にも応用される。では，職場健診で血糖値が高くクリニックを受診
したところ重度の糖尿病の診断を受けた B さんの例で考えてみよう。
重度の糖尿病の診断を受けるという現実について B さんは深刻に受け
止める必要があった（具体的経験）。そして，日々の仕事中心の生活か
ら糖尿病とともに生きることに切り替えていくことが必要ではないかと
考えた（内省的検討）。血糖値管理，内服，食事，運動といった日々の
療養生活において必要な情報を集め，自分がこうした療養生活を送るこ
とができるのかどうか，家族や職場の理解が必要になってくるのではな
いか，など何が必要なのか，何ができるのかを考えた（抽象的思考）。

そのうえで，家族や同僚に自分の病状について説明し，理解と支援を求めるとともに，自分自身の日常生活の在り方を改めることを実践した（積極的行動）。

　コルブの経験学習の理論は個人に焦点化されているため，個人の中で完結しているように見える。しかし，こうした経験学習が円滑に行われていく支援が必要である。看護師の場合は患者やクライアントが直面している経験・問題と，サイクルのどの位置にいるのかについてアセスメントを行い，サイクルが進むべく適切な支援を考案することが専門的な役割ということができるだろう。

(5) 試行錯誤の学習 vs 観察学習：バンデューラの理論

　1960年代に社会心理学者のアルバート・バンデューラ（Bandura A.）は，観察学習に関する研究成果を発表した。それまでの学習理論は報酬や罰によって行動を学習するというものであった。たとえば，ネズミの飼育箱にブザーが鳴った時にレバーを押すと餌が出てくる装置（スキナー箱と呼ばれる）をつけたのち，ネズミは当初はブザーに関係なくレバーに触れるが，次第にブザー音の時に触れると餌が出ることを学習し，ブザー音の時にレバーを押す頻度が上がっていくことが発見された（オペラント条件づけ＝試行錯誤による学習）。

　バンデューラは，幼児を対象とし，当時流行っていた底に重しが入っている大型風船人形の玩具（Bobo Doll：ボボ人形）を用いた実験を行った。この実験ではまず，数人の大人がボボ人形の遊び方を子どもに見せ，あるグループでは激しく遊び，あるグループでは優しく遊んでみせた。その後，子どもたちには実際にボボ人形が与えられた。その結果，激しい遊びを見たグループでは同様に激しい遊び方をし，優しい遊び方を見たグループでは優しく遊んだ（観察学習）[6]。

　このように人間はネズミと異なり周囲の人の行動から間接的に行動を

学ぶことができる。行動の習得と遂行は必ずしも同時・同空間である必要はなく，別の時間や空間であってもよい。これが観察学習（モデリング）の要点である。さらに社会的認知理論によれば，観察学習には段階がある。以下の4段階で実施されるとしている[6]。

　第1段階が，モデルの行動を観察する注意過程である。第2段階が，観察した行動を記憶する保持過程である。第3段階が実際に行動を遂行する行動生成過程である。第4段階は行動が強化される動機づけ過程である。行動を観察する時，注意の程度は，必ずしも行動の結果のみに左右されるのではなく，その行動の内部にある機能的価値に左右される。また，保持の過程，つまり観察した行動の記憶の過程では，知的能力（たとえば読書力や学習の準備状況），身体的発達や成熟，精神的な高揚の状態，あるいは心理的障害によって左右される。

　行動生成は，観察された行動を実施するための，すでに所有する知識やスキル，自己効力感（または，これからそのために学ぼうとする意思）の程度に左右される。知識やスキルのレパートリーが多いほど，容

表14-2　観察学習の各段階と具体例

段　階	具体例：脳卒中患者Cさんの退院後生活に向けた取り組み
第1段階：注意過程	・同じ病状の患者が機能訓練をして退院し自宅生活に戻っていく動画や写真を視聴した ・病棟に入院していた先輩患者の体験談を聞いたり，体験記・闘病記を読んだ
第2段階：保持過程	第1段階で見たり聞いたり読んだりした状況を脳裏に焼き付けた
第4段階：動機づけ過程	・家族から強く後押しされて訓練や準備をした（外的強化） ・先輩患者が頑張って自宅生活に戻り満足して生活しているさまを見て，自分も頑張ろうと思った（代理強化） ・頑張って家に戻ったら飼いたかった犬を飼うことにして，それを目標に頑張った（自己強化）

第3段階は行動段階（退院後の生活準備）であるため省略.

易に新たな行動の型へ統合することができる。動機づけ過程は，観察された行動のコスト予測や便益予測によって左右される。動機づけ過程には3つの強化，外的強化，代理強化，自己強化があり，観察学習においては，代理強化が重要とされている。各段階と用語について，脳卒中を発症し片麻痺となってしまったCさんの退院後の生活に向けた取り組みについての具体例を**表14-2**に示した。病棟看護師は退院支援の観点でCさんの退院生活の再構築に向けて，学習支援を行っていくことが必要となる。

2. 健康教育の展開とヘルスプロモーション

(1) 健康教育の黎明期

　看護・医療における教育の出発点は19世紀後半から20世紀前半の米国であった。当時最も人々の生命を脅かす疾患は感染症であった。細菌学の成果により原因菌が発見され，細菌やウィルス等の微生物により感染症が生じることが明らかになったのもこのころであった。たとえば大勢が密集する室内にマスクをして入室をする行為を考えてみよう。1人がこの行動をするだけでは不十分で，全員が意図を理解し，行動する必要がある。こうした新しい行動の獲得（行動の変化・行動変容）に向けて権力者の命令ではなく，人々が自らの力でよい状態にすることを期待して，教育が導入された[7]。米国ではいち早く健康教育という用語が使われはじめ，1940年代から大学院レベルで健康教育者（ヘルスエデュケイター）の養成教育が始まった[7]。

　20世紀の中頃になると先進国では環境改善のほか予防法，治療法の開発が進み，感染症は死亡を左右する主要な疾患ではなくなってきた。代わって，近年では生活習慣病とも呼ばれる，循環器疾患や脳血管疾患，糖尿病，腎疾患および悪性新生物も含めた非感染性疾患が問題とな

ってきた[8]。こうした疾患はさまざまな要因により発生するが，主に生活習慣にかかわる要因がリスクファクターとなることが明らかになり対策を講じることが必要となった。さらに慢性疾患の場合は生涯その疾患と付き合っていく必要があり，療養にあたっても内服や食事療法，運動療法など療養行動を日常生活のなかに位置づけることが必要となった。そこで健康教育は，健康行動，療養行動にターゲットが当たるようになった。日本では保健師や看護師といった医療職によって健康教育が担われるようになった。

(2) 個人の行動変容に関する教育理論

こうして行動変容に向けた健康教育の必要性に注目が集まり，健康教育理論も提唱されるようになった。ここでは健康教育においてよく用いられる2つの健康行動理論を紹介しよう。

(1) 計画的行動理論と統合的行動モデル

計画的行動理論は**図 14-2** に示した形にまとめることができる。糖尿

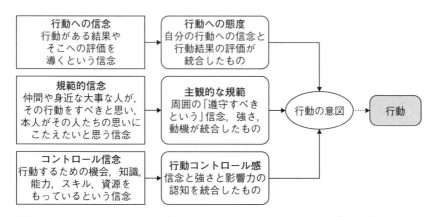

出典：Hughes M, Ham SH, Brown T 『J Park Recreat Admini, 24：38-53, 2009』[9] をふまえて著者改変

図 14-2　計画的行動理論の模式図

病患者の食事制限を例に考えてみよう。食事制限をすれば将来的にも合併症を起こさないし通常の生活を続けることができると思っている（行動への信念⇒態度），家族が食事制限をしてほしいと強く多い，本人がそれにこたえたいと思っている（規範的な信念⇒主観的な規範），食事制限の知識，協力体制があれば実際にできるだろうと思っている（コントロール信念⇒行動コントロール感）。これにより意図（しようと思う気持ち）が生じ，行動につながる。

　この計画的行動理論は 1990 年代に提唱されたものだが，2000 年代になり米国医学研究所が中心となって，さらに精緻にモデルの統合作業が行われ，統合的行動モデルと称するようになっている。統合的行動モデルはここでは詳細は示さないが，多くの研究や実践において援用されている。

(2) 変化のステージモデル

　行動に向けた認知的な変化をとらえたモデルが計画的行動理論であったが，時間軸で行動の変化を説明した理論モデルも提唱されている。代表的なモデルがトランスセオレティカルモデルである。トランスセオレティカルモデルでは 5 つのステージがある（**表 14-3**）。これらのステージは一方向とは限らず，場合によっては後戻りも考えられる。ステージ

表 14-3　トランスセオレティカルモデルの 5 つのステージ

ステージ	内　容
無関心期	6 ヵ月以内に行動を起こそうという意図がない
関心期（熟考期）	6 ヵ月以内に行動を起こそうとする意図がある
準備期	30 日以内に行動を起こそうとする意図がありその方向ですでにいくつかの行動段階を経ている
実行期	目に見える行動変容をしたもののまだ 6 ヵ月未満である
維持期	目に見える行動変容をとげて 6 ヵ月以上たっている

からステージへの変化においては，意識の高揚や環境の再評価などさまざまな要素があげられている[9]。

　こうしたステージをふまえることで，最終の行動変容に向けて，患者・クライアントが現在どのステージにいるのかをアセスメントし，次のステージに向けての支援方策を考えていくことが可能となる。

(3) 個人への行動変容教育の限界

　ただし，いくつかの理由から，個人の行動変容に向けて教育を施すという観点での限界が見られてきていることもわかってきた。まず，知識中心の教育の限界である。知識があれば必ず行動が変わるだろうか。少し昔に「わかっちゃいるけどやめられない」というセリフが人気となったように，喫煙は身体に悪い，肺がんを誘発する確率が高い，とわかっていても，それが禁煙という行動につながる人もいる一方で，なかなかつながらない人もいる。特に成人を対象とする教育の場合は，教師から生徒への知識の受け渡しというよりも，日常生活や社会生活とつながる中で必要に応じて当人が主体的に知識や行動を獲得するケースが多い。何度も禁煙に失敗して心筋梗塞を起こして生死をさまよってから禁煙が定着した，というようなことも起こるだろう。

　次に疾病を引き起こしたり悪化させたりする要因は，個人の行動面の問題だけに焦点が当てられがちだが，遺伝要因や環境要因といったほかの要因と複合して影響することがわかってきたことである。肥満はかつて個人の食生活の問題としてとらえられ，欧米では差別の対象になっていたが，遺伝的な要因も大きくかかわることがわかり再考されてきている[10]。また価格が安い食品に糖分や脂質が多いことから貧困層で肥満が多くなっていることが問題になっている[10]。貧困層で肥満である人を集めて摂取エネルギー量を下げるよう指導をしたとして，彼らが手に取りやすい食品自体の問題を改善しない限り問題が解決していかないこ

とになる。

　こうしたことから近年ではナッジ（Nudge）と呼ばれる行動経済学理論が注目を集めている。ナッジとは背中を押すというような意味の英語であるが，行動経済学的には，人間の意思決定のバイアス（偏り）を逆に利用して，人の行動を望ましい方向に誘導することを目指した理論である。たとえば学生の野菜摂取量の増加のために，学生食堂のおすすめメニューをベジタリアン食に変えたところ学生の野菜摂取が増えた，というように気づかないうちに行動が選択されているような取り組みを指す。こうしたナッジは簡便で短期間での効果が期待できる一方で，望ましい行動とはそもそも何であるのか倫理的な点検が必須となる。生命や生活にかかわる保健医療においては慎重な導入が求められている現状にある。

(4) 行動変容からエンパワメントへ

　個人の行動という狭い視点からいくつかの複眼的な視点にずらす形で問題の解決の方向性を提示したのが WHO によるヘルスプロモーションといえる。1986 年の第 1 回世界ヘルスプロモーション会議では，ヘルスプロモーションを「人々が自らの健康をコントロールし，改善できるようにするプロセス」と定義した。そして，世論や政治を動かすこと，「力」への着眼と付与，部門間の協調のそれぞれの方向性が示された。これは保健医療システムを含めた国全体の指針でもあるが，医療専門職の役割としても読み取ることができるだろう。看護師の役割に落とし込むならば，第 1 は看護ケアをはじめとする業務や支援の実情や課題および重要性を病院内外はじめ社会に訴え，政治を動かしていくことであろう。第 2 は看護の対象者がもつ力への着眼とその支援であり，第 3 はチーム医療や多職種協働における調整，さらには組織や施設間，専門分野や，医療を超えたステークホルダー間の調整なども含まれるだろう。

　このなかの第2の力への着眼は，エンパワメントという用語としても知られている。エンパワメント（empowerment）は，英語を見るとわかるように em（入れる）+ power（力）+ ment（〜すること）と分解でき，その意味をとらえやすいことと，日本語と同じく power（力）が意味する内容が多様（電力や動力，能力や勢力，権力，知力や体力など）であることからひとつの意味に定義づけすることが難しい。先に説明したフレイレの課題提起教育の効果は象徴的なエンパワメントとみられている。少なくとも健康にかかわる部分では，能力や体力，知力，権力などをイメージし，そうした力をつけることを意味すると理解できれば十分であろう。

　重要なことは力に着眼して，力をつけていくことを支援するという立場である。行動を変えるということよりも，自分自身で情報を集めて考えて行動をしていく源となっている力をつけることが重要で，健康教育もエンパワメントと結びつけて考えられるようになった。

　なお，エンパワメントは個人のエンパワメントのほかに，集団・地域におけるエンパワメントという考え方もあり，地域保健活動・公衆衛生看護活動においても着眼されている。ここでは個人のエンパワメントについてみていこう。

(5) エンパワメントに関する理論

　ここで，概念と理論という用語の意味についておさらいをしよう。行動科学における概念とは，物事や現象から言語的に論理的に整理された意味内容を指す。わかりやすくいえば，目に見えない要素を指す。たとえば看護という用語も概念として考えることができる。エンパワメントに関連する例なら，生命力とか，権力とか，実態はよく見えないが存在しうると考えてきちんと言葉で整理（定義づけ）されているならばそれは概念として位置づくことになる。概念Aと概念Bと概念Cが関係

し，概念 A は B となり，B はその後 C となる，というような概念と概念の関係性を表現したものが理論である。理論を理解する際には理論を構成している概念（構成概念という）を理解することが重要である。

　個人のエンパワメントについて注目するにあたって健康教育では大きく 2 つの重要概念があるので紹介をしたい。

(1)　自己効力感

　自己効力感（セルフエフィカシー）とは，ある結果を生み出すために必要な行動をどの程度うまくできるかという予期（効力予期）を，自分がどの程度もっているかの認知の程度を指す[11]。たとえばインスリンの自己注射をする，という行動についてみてみよう。一般に，手洗いし，針をシリンジにセットして空打ちし，注射単位をセットし，注射する位置を消毒綿で消毒して注射針を刺し，注射単位がゼロになるまで完全に押して 10 秒待ち，そのまま針を抜き，キャップをつけて針を外して針捨て容器に入れるという流れである。すでに経験をしていたり慣れていれば，こうした流れが頭に浮かび，どのように針をセットし，どのように針を廃棄するのか手に取るようにわかっているため，難なく行動を達成できる。しかし初めての場合はそうはいかない。この，どうすればよいかわかっている（＝インスリンを自己注射する自信がある）程度が自己効力感である。あえていえば「インスリン自己注射自己効力感」ということができるだろう。

　自己効力感を生み，育てる要素として，①過去の制御体験，②代理体験，③社会的説得，④情動喚起の 4 つがあげられている。内容と例を**表14-4**に整理した。

(2)　ヘルスリテラシー

　健康面でのエンパワメントの実現において決定的に重要な要素といわれているものがヘルスリテラシーである。リテラシーとは日本語で読み

表 14-4　自己効力感を生み育てる要素とその内容

要　素	内　容	インスリン自己注射の例
過去の制御体験	ある行動に対して成功したり失敗したりした過去の経験。一般には成功経験・達成経験の積み重ねが自己効力感の向上につながる。	看護師や配偶者の見守りのもとで，実際に一通り自分で実施して自信がついた。
代理体験	他の人の行動の成功や失敗を見ること。その人にできるなら自分もできる，と思うことで自己効力感が上昇する。モデルになる人によって自己効力への影響は異なるため，モデルの選び方も重要。	・有名人がインスリンの自己注射をしている話を見聞きし，自分も取り組もうと思った ・知人から自己注射をしているという経験談を聞いて自分もできると思った。
社会的説得	信頼を置く人からの直接の励ましのこと。社会的説得のみで自己効力感の向上を促すのは難しいとされる。過去の制御経験や，代理経験に補助的に付加すると効果的。	上司や社長から励ましてもらい，自己注射への取り組みに弾みがついた。
情動的喚起	行動を起こそうとする時に伴う情動がネガティブに受け取る場合には自己効力感は低下し，ポジティブに受け取る場合には自己効力感が上昇する。	自己注射できることでそれまで注射してもらっていた配偶者に迷惑をかけずに済むことが嬉しく思った。

書き能力とか識字力と訳される。一般に識字力研究の分野では，識字力には，タスクベースとスキルベースという2つの要素があるといわれている。タスクベースとは，文章を読む，書くという作業そのものが実行できるか，という能力の視点での理解のことで，スキルベースとは，どの程度読んだり書いたりできる技術をもっているのか，技術力の視点で理解することである。ヘルスリテラシーはこの識字力を健康に関する部分に応用したものともいえる。ヘルスリテラシーについてさまざまな定義がいわれているが，ヘルスリテラシーを提唱しWHOにおける政策推進の責任者であったドン・ナットビーム（Nutbeam D.）は「さまざまな異なる環境（家庭・地域・医療機関など）において，健康に関連し

表 14-5　ヘルスリテラシーの 3 つのレベルと実際例

レベル（種類）	定　義	実際例
機能的ヘルスリテラシー	個人が適切な健康情報（健康リスクに関するものや医療機関の使い方など）を入手し，その知識を自身の生活に適用する基本レベルのスキル。	受診の時自分の症状を書いたり説明したりできる。内服薬の説明書に書いてある意味がわかる。健診結果で説明された意味がわかる。テレビやインターネット上で流れる健康に関する用語を理解できる。
相互作用的（伝達的）ヘルスリテラシー	より高度なリテラシースキル。健康情報を入手し，さまざまな形態のコミュニケーションから意味を導き出し，変化する状況に新しい情報を適用し，他の人と交流して利用可能な情報を拡大し意志決定することを可能にするスキル。	健康に関する話題でグループで話し合いをする。友人や知り合いに，直接あるいは SNS などで健康について相談をする。医師と相談しながら自分の治療方針を決定する。インターネット上で見つけた健康情報や，ブログなどの経験談などを自分の状況に置き換えて活用する。
批判的ヘルスリテラシー	最も高度なリテラシースキル。広範囲の情報源からの情報，およびより幅広い範囲の健康決定要因に関する情報を批判的に分析し，この情報を人生上の出来事や健康に影響する状況をより適切にコントロールするために活用できるスキル。	テレビやインターネットで見た健康情報から正確なものを選びとる。誤った健康情報を流している人や組織に正すように訴えかける。受動喫煙防止条例の制定をするために市民グループを組織したり，市町村に働きかけたりする。選挙で健康格差の解消を政策に掲げる政治家に投票する。

出典：Nutbeam D『Japanese J Heal Educ Promot, 25（3）：210-222, 2017』[12]をもとに作成

た決定をするために必要な，読み書きする技術（リテラシー・スキル）をもっていること，および，知識に基づいた健康情報の取得，理解，活用（リテラシー・タスク）を実行する能力」[12]と定義している。

　ヘルスリテラシーに注目が集まったのは，1990 年代後半以降であり，21 世紀に入ってからは，米国，EU，中国など各国政府は，国民のヘルスリテラシーを向上させる国家戦略と目標の設定を行うようになっている。ヘルスリテラシーは先進諸国において当時問題となりつつあったさまざまな社会的格差に基づく健康格差を解消するためのひとつのキーワードとして扱われるようになってきた。21 世紀以降はヘルスプロモー

ションの目標自体がこうした健康の社会的決定要因のコントロールと位置づけられるようになり，その目標のひとつとしてヘルスリテラシーが掲げられるようになった。

ヘルスリテラシーにはいくつかの種類があるといわれている。最もよく使用されている分類が，識字力研究におけるスキルの水準をふまえて整理された，機能的-相互作用的（伝達的）-批判的の3段階の分類である[12]（表14-5）。

3. 健康教育の評価と方法

(1) 教育プログラムの目標と評価

一般に教育は「教育プログラム」ともいわれる，一連の計画のもとで実施される。教育プログラムを構成するためには，前節で説明をした学習理論や健康行動理論をふまえた形でプログラムを構築する。構築にあたり目標設定が必要になるが，看護実践における教育では，看護過程の展開のなかで目標設定が行われることが多い。最終のゴールとしては多くの場合QOL（Quality of Life：生命・生活・人生の質）の向上が掲げられるが，多くは先に示した理論に基づき，行動変容あるいはエンパワメントの向上を目指した介入が構築される。

目的の設定にあたっては教育者と学習者と立場が異なるケースでは，教育者側の目標と学習者側の目標とを分けて設定することもある。ただし，先に説明した課題提起教育や経験学習といった教育者（支援者・ファシリテーター）と学習者が同じ目線でアプローチする場合は，目標は両者で共有されることになる。

さらに，プログラムを進めるごとに評価が行われる。評価と聞くと，一般に一連の授業の最後に実施する成績評価をイメージする人が多いかもしれない。しかし成績評価はアウトカム評価と呼ばれる一連の評価の

表 14-6　**保健医療分野でよく用いられる評価の種類と内容**

時　間	評価の種類	内　容
↓	ストラクチャー（構造）評価	プログラムにかかわるスタッフの体制，実施予算，施設や設備，連携体制，資源の活用状況
	プロセス（過程）評価	プログラムの目的や目標の達成に向けての過程や活動状況，実施者や参加者の態度，満足度
	アウトプット（実施量）評価	実施回数や参加者数などプログラムの結果の直接的な成果
	アウトカム（成果）評価	最終的な目標達成の数値評価

出典：厚生労働省『標準的な健診・保健指導プログラム（平成 30 年度版)』[13)]を参照して作成

うちのひとつに過ぎない。評価は教育プログラムが始まる前から始める必要がある。プログラム評価は昨今では分野や国によりさまざまな呼称があるが，ここでは，日本の保健医療分野でよく用いられている米国の医学者アベディス・ドナベディアン（Donabedian A.）の医療の質評価の枠組み（構造-過程-結果）を基本としている呼称を紹介する。それぞれの内容を**表 14-6**[13)]に示した。

　このほかにも，プログラム開始までに，ニーズアセスメントのほか適用する理論や素材の適切性の評価（健康教育分野では「形成的評価」と呼ばれることもある）や，教育プログラム中に学習・活動内容をチェックしフィードバックすることでより効果的なプログラム適用につなげる評価（学校教育分野では「形成的評価」と呼ばれる場合もある）などもあげられている。なお，アウトカム評価を，プライマリ（一次的）・アウトカム，セカンダリ（二次的）・アウトカムと，効果の順序に応じたアウトカム指標の位置づけをつけて整理することも行われることもある。

(2) 教育の媒体

　教育目標の達成に必要な材料を教材（教育媒体）と呼ぶ。目的やプロ

グラムの内容に合わせて準備する必要がある。文字や言語によるコミュニケーションを期待する場合は，テキストやパンフレット，ニュースレターなどを用いることが多い。文字の読解が苦手な人を対象とする場合はマンガや写真や動画を用いることもある。動画など視聴覚教材は情報量に富み，視聴者へのインパクトは大きくなる。ただしある程度コストと技術，設備が必要である。

　先に説明したフレイレの識字教育では，絵を用いて，集まった学習者同士でそれを見ながら議論していたことを思い出してほしい。技術が発達した現代であれば，絵でなく写真を用いたり動画を制作することは容易かもしれない。また現場で集まって議論をする場合は，ICT を活用して，オンライン会議ツールを用いれば各自の端末から教材を視聴し，議論もツールを介してオンラインで実施することも可能だろう。アプリを用いて視聴覚教材の提供とセットでモニタリングやプロセス評価を同時に行うことも可能であろう。近年の技術の向上によりさまざまな可能性が開かれている。

(3) 個別教育・集団教育の特性と適用

　学習者の状況に応じて個別に学習支援をするケースも十分にありうる。個別の支援であっても理論に基づき行動変容またはエンパワメントのための支援方法を構築する必要があるだろう。

　集団教育と呼ぶ場合は，教室に集めて視聴覚教材を見せたり，教師が講義を行うイメージがあるが，これは知識教育が有効な場合に選択される。成人を対象とした行動変容を期待する教育においては小グループに分かれてグループワークを行うことを通じて経験や考えを共有することが効果的である場合もある。たとえば自己効力感を高める代理体験という要素は，他者の経験から学ぶことを指し，こうした小グループでの経験の共有作業は有効といえるだろう。

　近年ではワールドカフェ形式と呼ばれるグループワークも行われている。これは広いホールに机がいくつか置いてあるカフェのイメージで，各机に4人程度が座り，与えられたテーマについて意見を述べ合う。一定時間が経過したらグループの1人をホストとして残して，残りの3人は別のテーブルに着く。新しいグループで，同じように意見を述べ合ったりアイデアを出し合う。さらに一定時間後に，またグループ替えを行い，別のメンバーで意見やアイデアを出し合う。最後に元のテーブルに戻り，ホストを中心にメンバーが他のテーブルで見聞きした内容を紹介し合い，共有し，整理を行う。最後に全体セッションで，各ホストから報告を行い知識を共有する。各テーブルには模造紙が用意されていて，そこにペンでメモをしながら意見・アイデアを出していく。

4. おわりに

　これまでの解説をまとめると，教育・学習支援にあたっては，大きく3つ注意が必要である。まず，先生-生徒のような関係性のもとでの教育は小児・児童を対象とした場合に有効であることが多く，成人を対象とする場合は，観察学習や経験学習など別のアプローチを考える必要があるという点である。次に，看護における健康教育では主に行動変容を期待することが多いが，それにあたって知識教育の効果は限定的なことが多い点である。感情に訴えたり認知バイアスを利用する方法もあるが，自己効力感やヘルスリテラシーの向上などエンパワメントを念頭に置くと効果的であることが多い。最後に健康教育はニーズアセスメントのもとで設定した目標に向け，教育・学習理論を基盤としたプログラムが構築され，プログラム終了後の評価だけでなく，プログラム中にもプロセス評価を実施し，よりよい実践になるようにしていくことが求められる。

学習課題

1. 子どもの教育と成人の教育にはどのような違いがあるのか整理して
   みよう。
2. 定期的に運動が必要と医師からいわれた慢性疾患患者の運動実施・
   継続にかかる自己効力感を向上させるためにはどのようなことが必
   要だろうか。考えてみよう。
3. 健康教育に必要な評価について，時期と内容を整理して，自分の言
   葉で説明してみよう。

引用文献

1) Gross R：Psychology：The Science of Mind and Behavior 6th edition. Hachette
   UK Limited, 2010
2) Chazan B：Principles and Pedagogies in Jewish Education. Palgrave Macmillan,
   London, 2022
3) 島美佐子：M．ノールズの成人教育理論に関する考察―理想的な成人教育者像
   に焦点をあてて―．早稲田大学大学院教育学研究科紀要，別冊 26：45-54,
   2019
4) 山川肖美：6 経験学習―D・A・コルブの理論をめぐって．赤尾勝己（編），生
   涯学習理論を学ぶ人のために，世界思想社，京都，2004
5) デイヴィッド・コルブ，ケイ・ピーターソン．最強の経験学習，中野眞由美
   （訳），辰巳出版，東京，2018
6) Kelder SH, Hoelscher D, Perry CL：How individuals, environment, and health
   behaviors interact：Social cognitive theory. In：Glanz K, Rimer B, Viswanath
   K, eds. Health Behavior Theory, Research, and Practice, 5th Edition. Jossey-
   Bass, San Francisco, 2015：159-181
7) 日本健康教育士養成機構：新しい健康教育―理論と事例から学ぶ健康増進への
   道．保健同人社，東京，2013
8) 朝倉隆司：生涯発達と健康，社会，生き方．山崎喜比古（監），朝倉隆司

（編），新・生き方としての健康科学．有信堂，東京，2017，pp 1-11

9) Hughes M, Ham SH, Brown T：Influencing park visitor behavior：a belief-based approach. J Park Recreat Admini, 27(4)：38-53, 2009

10) Swinburn BA, IKraak S, Allender S, et al：The global syndemic of obesity, undernutrition, and climate change：the lancet commission report. Lancet, 393：791-846, 2019

11) アルバート・バンデューラ編著，本明　寛・野口京子監訳：激動社会の中の自己効力．金子書房，東京，1997

12) Nutbeam D：Health literacy as a population strategy for health promotion. Japanese J Heal Educ Promot, 25(3)：210-222, 2017

13) 厚生労働省：標準的な健診・保健指導プログラム（平成 30 年度版）．
https://www.mhlw.go.jp/stf/seisakunitsuite/bunya/0000194155.html（2023 年 4 月 24 日アクセス）

参考文献

・日本健康教育学会編：健康行動理論による研究と実践，東京，医学書院，2019
・赤尾勝己編：生涯学習理論を学ぶ人のために，京都，世界思想社，2016
・パウロ・フレイレ（三砂ちづる訳）：被抑圧者の教育学 50 周年記念版，東京，亜紀書房，2018
・中村裕美子，他：標準保健師講座 2　公衆衛生看護技術第 5 版，東京，医学書院，2023
・日本健康教育士養成機構編著：新しい健康教育—理論と事例から学ぶ健康増進への道，保健同人社，東京，2011

15 | 多職種による連携と協働

瀬戸　僚馬

《目標＆ポイント》
1. 専門職とは何か，その概念を歴史的経緯を含めて説明できる。
2. 医療や福祉において専門分化が進んだ背景と，その必要性を説明できる。
3. 多職種による連携や協働を推進する背景と，関連政策の概要を説明できる。
4. 連携や協働を促進する要素，阻害する要素を考えることができる。
《キーワード》　専門職，チーム医療，継続看護，コミュニケーション

1. 専門職とは何か

(1) 専門職の概念と条件

　専門職とは文字どおり専門的な知識や技術を発揮することを前提にした職業であろうが，その概念は必ずしも一様とはいえない。

　たとえば総務省では統計分類として用いるため「日本職業分類」を定めており，そこに「専門的・技術的職業従事者」という大分類がある[1]。同種の大分類には事務，販売，サービス職業，保安職業，農林漁業，生産工程従事者，輸送・機械運転，建設・採掘，運搬・清掃・包装などが存在するが，逆にいえば，これらは「専門的・技術的職業」に該当しないことになる。もっと，専門的・技術的職業の中分類をみると，前述の農林水産や建設などの職域も含まれている。すなわち建築士などの「建築技術者」は専門的・技術的職業であるのに対し，とび職や型枠大工は「建設躯体工事従事者」という建築・採掘従事者であり，両者は大分類において異なる職業とされている。とび職や型枠大工には，さま

ざまな専門的・技術的職業（**表 15-1**）と同様に，一定の技能が必要であることはいうまでもない。すなわち，専門性を説明する際に技能は必要条件ではあっても，十分条件ではないといえよう。

表 15-1　日本職業分類における大分類「専門的・技術的職業従事者」の中分類

05―研究者	15―その他の保健医療従事者
06―農林水産技術者	16―社会福祉専門職業従事者
07―製造技術者（開発）	17―法務従事者
08―製造技術者（開発を除く）	18―経営・金融・保険専門職業従事者
09―建築・土木・測量技術者	19―教員
10―情報処理・通信技術者	20―宗教家
11―その他の技術者	21―著述家，記者，編集者
12―医師，歯科医師，獣医師，薬剤師	22―美術家，デザイナー，写真家，映像撮影者
13―保健師，助産師，看護師	23―音楽家，舞台芸術家
14―医療技術者	24―その他の専門的職業従事者

表 15-2　プロフェッショナリズムの類型

著　者	プロフェッショナリズムの次元				
Hall (1968)	**自主的行動**　外的圧力がなく自身で決定できる	**自己統制**　同業者同士での評価による質の保証	**職業集団への準拠**　同業者コミュニティへの関与	**公益への献身性**　公共利益への奉仕の気持ち	**職業への献身性**　外的報酬がなくても働きたいと思う献身性
Freidson (1970)	**自主的行動**　自主的に複雑な仕事を個人の判断で決定できる	**自己規制の理念**　同業者と自己の行為を評価　専門職としての知識と技術の習得	**職業集団への準拠**　同業者集団が認めた倫理の遵守	**公共サービスへの献身性**　公益への奉仕という理念の基に提供する利他的サービス	**専門的組織への貢献**　組織化された仕事への献身性
Bartol (1979a, 1979b)	**自主的行動**　自身で仕事の方法や目標を設定することができる	**同業者による標準の維持**　職業団体に所属し標準的な信念を維持	**専門家としての自己同一視**　職業と職業集団への一体化	**倫理的規範**　クライアントへの関心を優先し，質の高いサービスを提供	**専門分野への帰属化**　自身の専門分野で長期間働きたいという願望
Miner (1993), Miner et al. (1994)	**自主的行動**　自身の判断を基準とした自立的行動をとることができる	**地位の承認**　同僚や顧客間で地位を確立して保持する　**知識の獲得**　顧客にサービスを提供するための専門的知識の獲得		**他者への援助**　他者を助けて貢献したいという欲求	**職務への帰属化**　職業への強い絆と自己同一性

出典：小野寺美希子『商学討究，69（4）：87-110，2019』[2]より許諾を得て引用

そこで専門職とは何かをさらに突き詰めていくと，専門職（プロフェッショナル：Professonal）には技能以外の条件が存在することがわかる。このプロフェッショナルはラテン語が語源であるとされ，さまざまな研究において，公益性をもつことや，職能集団が自己統制を図るなどの特徴があるといわれている（**表15-2**）[2]。もっとも近年では，公益性を尊重しつつも「顧客利益第一」「成果指向」「品質追及」「価値主義」「全権意識」を基軸に，古典的な価値観から変化した側面も垣間見える[3]。これには，Society3.0から4.0，さらには5.0に社会が急速に進化してきたことが影響している（第4章参照）。

(2) 専門職がチームで労働する意義

この社会変化を，ピーター・ドラッカー（Drucker P.F.）は「知識労働者の増加」という概念で説明している。労働人口の1/3ないし2/5が知識労働者であるとし，従来の労働者と明確に区別している。同氏は「歴史上，働く者とは，何を行うか，いかに行うか，いかなる速さで行うかを指示される存在だった。これに対し，知識労働者は事実上，監督されえない存在である」[4]としている。個々の場面においてより詳しく知るものは個々の知識労働者であるとすると，前述のような個別的な指示は不可能であり，よって仕事の多くを知識労働者の裁量にゆだねる必要が生じるからである。この点は，看護師の労働にも当てはまるので，たとえば病棟看護師が分・秒の単位で指示を受けて業務を行うようなことは想定されていない。よって「10時に抗菌薬の点滴を投与」という指示を受けていたとしても，実際には患者の状態や業務の状況によって投与時間が9時半であったり11時になったりすることも多いが，それは指示に背いたものではなく，あくまで裁量内の業務調整に過ぎない。

もっとも，知識労働者に裁量が生じることと，知識労働者がチームで

労働することは，必ずしも両立しない。裁量を極大化するためには個人
事業主として働けばよいのであって，**表 15-1** に掲げた職業の中では著
述家や音楽家のような創作性の高い職業では必ずしも労働者となる必要
がない。この両者が矛盾しないことについても，ドラッガーが説明して
いる。同氏は「組織とは，強みを成果に結びつつ，弱みを中和し無害化
するための道具である。多くのことに強みをもつ人間は，組織を必要と
しないし，欲しもしない。彼らは独立して働いた方がよい。しかしほと
んどの者は，独力で成果をあげられるほど多様な強みをもっていない。
（中略）組織のおかげで強みだけを活かし，弱みを意味のないものにで
きる」と指摘しており，対人関係の能力を欠く職務（業務）遂行能力の
高い税理士を例示している。

　完全無欠すなわち全知全能の人間は存在しないし，その逆も然りとい
うならば，人は組織で労働したほうが合理的な場合が多いといえよう。
先述の音楽家や著述家は，たとえばソロのバイオリニスト奏者や単著を
上梓する作家として働くこともできるが，オーケストラや新聞・雑誌の
場で能力を発揮することもできる。前者が圧倒的に少ないことはいうま
でもない。

　医療においても，組織を必要としている者が圧倒的に多い。たとえば
医師は，2020 年の調査では約 34 万人のうち開設者や法人の代表者は 8
万人弱に過ぎないので，少なくとも 26 万人以上が何らかの施設に勤務
していることになる[5]。看護職ではなおさらであり，開業している助産
師や訪問看護ステーションを開設している法人の代表者はきわめて少な
く，ほとんどの者が組織の中で労働を行っている。もっともソロかオー
ケストラかで曲目が変わることはあっても，それが上下関係を意味する
ものでないことはいうまでもない。

2. チーム医療と多職種協働

(1) 理念モデルとしてのチーム医療

　さて，強みを活かし弱みを無害化することが組織の目的だとするならば，個々の業種が高度に発展するに伴い，専門分化が進むことは自然な流れである。看護職においても，わが国では 1899（明治 32）年に産婆規則が発布され，1915（大正 4）年に看護婦規則，1941（昭和 16）年に保健婦規則に広がり，2001（平成 13）年の保健婦助産婦看護婦法改正によって現在の保健師・助産師・看護師および准看護師の名称に改正されて現在に至っている点は，専門分化の歴史でもある。たとえばリハビリテーションでは専門分化が顕著であり，1966（昭和 41）年に理学療法士や作業療法士，1972（昭和 47）年に視能訓練士，1999（平成 11）年に言語聴覚士が誕生するように，歴史とともに多様性が高まってきた。これらの職種が行う業務は，法令上は看護職者でも行えることが多い。しかし強みを生かすことが目的なのであるから，専門分化された職種が存在する以上は，少なくともその専門的見地から対象者の医療を考えてみることが，対象者にとっては有益であろう。

　細田は，チーム医療には「専門性志向」「患者志向」「職種構成志向」「協働志向」の 4 つの要素があると指摘している[6]。このうち患者志向では医療原理が，DOS（doctor/disease oriented system：医師/疾病志向型システム）から，POS（patient/problem oriented system：患者/問題指向型システム）に変化してきたことをあげ，その結果としてチーム医療にたどり着いたと分析している。これはいわば理念モデルであるから，さまざまな職種が患者を中心として医療を考えるという構図になる（**図 15-1**）。

　もっとも理念モデルについては，1992（平成 4）年の第 2 次医療法改

正の時点で既に法令に明示されていた。すなわち「医療は，生命の尊重
と個人の尊厳の保持を旨とし，医師，歯科医師，薬剤師，看護師その他
の医療の担い手と医療を受ける者との信頼関係に基づき，及び医療を受
ける者の心身の状況に応じて行われるとともに，その内容は，単に治療
のみならず，疾病の予防のための措置及びリハビリテーションを含む良
質かつ適切なものでなければならない（医療法第 1 条の 2 第 1 項）」と
いうのは**図 15-1** であり，これを職種単位から施設単位に広げれば「医
療は，国民自らの健康の保持増進のための努力を基礎として，医療を受
ける者の意向を十分に尊重し，病院，診療所，介護老人保健施設，介護
医療院，調剤を実施する薬局その他の医療を提供する施設（以下「医療
提供施設」という），医療を受ける者の居宅など（居宅その他厚生労働
省令で定める場所をいう。以下同じ）において，医療提供施設の機能に
応じ効率的に，かつ，福祉サービスその他の関連するサービスとの有機
的な連携を図りつつ提供されなければならない（同第 2 項）」という**図
15-2** の構図となる。職種単位では職種間の「有機的な連携」が法令に
明示されていないが，それはいわずもがなの通念だからであって，職種
間の連携が存在することは医療の大前提といえよう。

(2)　患者参加型医療の位置づけ

　DOS から POS に転換するにあたって，両者は必ずしも対立概念でな
いことに注意しておきたい。医療は高度に専門的なサービスであるか
ら，「レモン市場」を形成しがちである。これは顧客がレモンが新鮮な
のか腐っているのかを判断できないように，売り手と買い手との間で，
情報の非対称性が生じる市場を指す。真野は，中古車市場など代表的な
レモン市場の特徴が医療の多くに当てはまり，よって「医療に情報の非
対称が存在し，個別の質の正確な評価が難しい現状においては，価格と

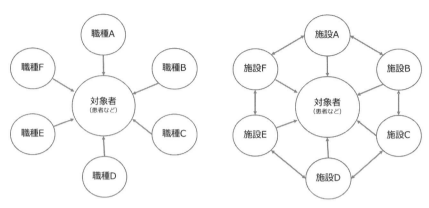

図 15-1　医療法第 1 条の 2 第 1 項
　　　　で求める職種間協働

図 15-2　医療法第 1 条の 2 第 2 項
　　　　で求める施設間協働

平均的な質をリンクさせても，医療資源分配について適切な価格メカニズムは働かず，また消費者も適切な選択が可能になるわけではない」と指摘している[7]。このような市場において，公益性を尊重する専門職に対して，顧客の意向を考慮しつつ，顧客に代わって商品やサービスを選択するように委任することはきわめて自然である。よって医師/疾病指向であることが，必ずしも患者/問題指向と対立するものではないし，むしろ代理人である主治医に判断を委ねることが患者の利益につながるというのが従来からの父権主義（パターナリズム）の考え方でもある。

　もっともチーム医療を必要とする背景には医療の高度化の中で専門分化が進み，より多くの強みを集めること，すなわち視点を増やすことにあるため，多くの視点が生じると代理人たる主治医だけでは判断しがたい場面が増えてくる。特に疾病志向から生活を含めた問題指向に論点を広げると，必ずしも科学的妥当性だけでは意思決定できず，患者の価値観や指向性を反映させることも必要になってくる。よってレモン市場の存在は承知しつつも，患者自らの意思決定を求める「患者参加型医療」

という概念が出現する。

　もっとも，現実的にはパターナリズムを望む患者も少なくないことから，患者参加型医療の適用場面は必ずしも多くない。むしろ，医療従事者が患者に参加を求める場面は，患者にとっては受容しにくい現実と隣り合わせともいえる。たとえば転倒・転落リスクを患者と共有することで転倒・転落発生率の低下をめざした事例や[8]，病院主導で退院支援を行う事例などがみられる[9]。もとより患者参加という概念には必ずしも明確な定義がなく，医療安全に限っていえば「1) 事故防止のために名乗らせる，2) 薬剤を一緒に確認する，3) 既往歴等を共有する」といった場面で用いられがちである[10]。すなわち患者参加というよりは，むしろ，患者の協力という側面が強い。

　それでも，チーム医療において患者参加型医療は重要である。古川は，生命が有限であるがゆえに「最も満ち足りた生活を可能にする医療計画を立て，それを実現する」ために患者が自分のために医療を主催・運営することを提唱している[11]。また平山は，看護計画の立案に患者参加を求める過程で「再入院時など看護計画を看護師と一緒に検討することが当たり前と積極的に参加する患者がいる一方で，面倒であるとか，お任せなど患者の反応もさまざまな状況である。しかし，初めは否定的な反応であっても，進めていく中で患者の考えや行動が変わる体験や，自身が考えていたより，やってみるとできることがわかるなど，いろいろと経験している途中である」と振り返っている[12]。すなわち患者を理念モデルとして中心にすえるだけでなく，患者に対するケアのプレイヤーの 1 人として位置付けることには，患者自身の力を引き出すことにつながっているのである。

3. 医療資源の適正化と多職種協働

（1）人的資源の適正配分と連携強化

　少子高齢社会の進展によって，医療需要と供給の均衡を図ることが次第に難しくなってきた。この問題を解決するうえで，国は都道府県に地域医療構想の策定を義務付け，その構想をもとに医療機関の機能分化を推進するようになった。よって各医療機関では，たとえば手術などの急性期を担う病床から，在宅復帰を支援する病床に転換を図るような施策を検討することとなった。そのうえで，異なる機能をもつ医療機関どうしが連携し合うことで，地域で役割分担しつつ必要な医療機能を確保することをめざすようになった。ここで病床再編と連携は相補的な関係にあるといえるが，これを実現するためには人材育成も欠かせない（**図15-3**）[13]。上記の例でいえば，急性期と回復期では専門性が異なるので，そこで働く看護師などの人的資源を，そのまま転用することは困難

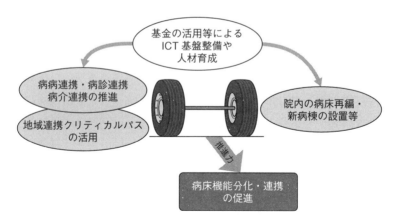

出典：瀬戸僚馬『病床機能分化・連携を推進する取り組み事例の分析，厚生労働省医療計画策定研修会資料5，平成30年2月9日』[13]をもとに作成

図15-3　病床機能分化の連携・促進における人材育成の位置づけ

だからである。そこで国は地域医療介護総合確保基金などを活用して都道府県に医療機能分化のための財政的および技術的な支援を行いつつ，在宅医療など特に人的資源が不足する分野でその充足を進めてきた。

　このようにひとつの施設で医療が完結しないことは常態になりつつある。しかし患者に医療を提供する施設が変わるタイミングでは，必ずしも**図 15-2** のように適切な施設が患者の周囲に存在するとは限らないので，そこでケアの継続性が損なわれるリスクも生じ得る。そこでケアの継続性を維持した「シームレスケア」（看護に特化するのであれば「継続看護」）をめざし，医療や福祉の担い手どうしで十分に連携を図ることが必要になる。もっとも，こうした連携は医療資源を適正化することが主眼であるから，当事者どうしの自発的な協働とは性質が異なることにも留意が必要である。

(2) 業務モデルとしての多職種協働　〜タスクシフト・タスクシェア〜

　厚生労働省に設置された「チーム医療の推進に関する検討会」が2009 年に取りまとめた報告書では，それまで必ずしも明確でなかったチーム医療の概念を整理している。そこでは「医療に従事する多種多様な医療スタッフが，各々の高い専門性を前提に，目的と情報を共有し，業務を分担しつつも互いに連携・補完し合い，患者の状況に的確に対応した医療を提供すること」が一般的な理解であることを示した。またチーム医療の目的を，①疾病の早期発見・回復促進・重症化予防など医療・生活の質の向上，②医療の効率性の向上による医療従事者の負担の軽減，③医療の標準化・組織化を通じた医療安全の向上などと，質と効率性の両立に置いていた。その後，主に②に比重を置いた議論が進み，分業（タスクシフト）や協業（タスクシェア）という形で，業務単位での協働が積極的に議論されるようになった。

　業務モデルとしての多職種協働は，理念モデルとしてのチーム医療（**図 15-1**）とは別の概念である。**図 15-1** をそのまま業務モデルに当てはめると，ピザを切り分けるように，個々の業務は必ず単一の職種が担うことになる。もちろん業務量全体を等分する必要はないものの，個々の業務に複数の職種が相乗りすることはあまり想定されていないことになる（以下，便宜的に「ピザモデル」という）。これに対して，医療施設における業務の実態は，相乗りが当然に発生する。たとえば病棟や外来で採血を行う職種としては，看護師のほか医師や臨床検査技師などがおり，その業務をどの職種が遂行するかは，個別の状況に依存するので必ずしも固定する必要がない（以下，便宜的に「もんじゃ焼きモデル」という）。

　ドラッガーが述べたように専門特化の目的は強みを活かすことであるが，少子高齢社会の中で医療資源を適正配分するうえでは，専門特化が柔軟な資源配分を阻害する要因になりかねないことも事実である。このピザモデルの課題については，2017（平成 29）年に厚生労働省に設置された「新たな医療の在り方を踏まえた医師・看護師等の働き方ビジョン検討会」が取りまとめた報告書[14]においても，今までは「組織・職種のヒエラルキーと縦割り構造」だったところ，これからは「患者を中心としたフラットな組織」「組織・職種の枠を超えた協働・機能の統合によるパフォーマンスの向上」に転換する必要があると指摘された。もっとも機能の統合については，わが国でも海外事例をもとに介護福祉士と保育士の資格を統合するなどの形が検討されたものの，課題も多く実現には至っていない。

　よって，もんじゃ焼きモデルに基づく多職種協働は，それぞれの医療機関の工夫によって実現しているのが現状である。たとえば救急救命センターにおいて，医師と看護師，医師と救急救命士，医師と事務職員

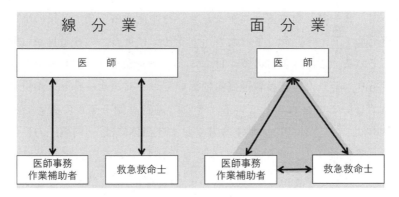

出典：小野孝二，他『厚生労働科学研究費補助金「新しいチーム医療等における医療・介護従事者の適切な役割分担についての研究」分担研究報告書』，2022[15]より許諾を得て引用

図 15-4　線分業と面分業の違い

（医師事務作業補助者）という線分業で役割分担をしていても，必ず医師を介する形では円滑な連携ができない。そこで救急救命士でも事務職員でも遂行できる相乗り部分を設けることで，柔軟な協業を行っているような例がある（**図 15-4**）[15]。こうした面分業が進むことは，業務の守備範囲が広い医師や看護師にとっても，きわめて重要である。

4. よりよい協働に向けて

(1) 協働評価モデルと心理的安全

　もとより職種が集団を構成するのは，前述したように，それが効率的だからである。よって多職種が協働することには，建設的な側面とともに，コストやリスクなど負の側面が伴う可能性もある。そこでロドリゲス・カンポスら（Rodriguez-Campos L., et al）は，あらゆる職種における協働に対して「協働評価」というモデルを提唱した[16]。このモデルは，（1）状況を特定する，（2）期待を明確化する，（3）一緒にかかわ

る，(4) オープンなコミュニケーションを徹底する，(5) 効果の出る実践を奨励する，(6) 確立されたガイドラインに従う，の6項目から構成されている。この6項目の多くはコミュニケーションに関するプロトコルであり，それだけに多職種協働においてコミュニケーションが決して容易でないことをも示している。そこで協働評価モデルの訳者である佐々木は，「日本社会で活動する方々および団体には，『同調圧力』と真逆の『多様性圧力』を奨励」するとも指摘している[16]。たしかにチーム医療において信念対立が生じることは自然なので，そこでの同調圧力が人的資源を疲弊させる場面は，できる限り回避したいところである。

そこで多様性圧力という言葉を，「心理的安全の確保」といい換えておく。石井は，事例研究を通じて「日本の組織では，①話しやすさ，②助け合い，③挑戦，④新奇歓迎の4つの因子があるとき，心理的安全性が感じられる」と報じているが[17]，こうした因子を増やすことが各職種の管理者の重要な役割である。

(2) 医療従事者による「協働」と，住民による「協同」

ここまで述べてきた多職種協働は，あくまで専門職が働くことを前提とした「協働」である。ただし医療機関を超えた協働は，当然のことながら，その医療機関だけではハンドリングできない。特に地域における医療連携あるいは医療介護連携は，その地域によってさまざまな形でローカル・ガバナンスが存在する。こうしたローカル・ガバナンスは，住民の行動様式に大きな影響を与えるといわれている。

多職種協働の概念は，あくまで医療従事者と患者が「サービス提供者と消費者」の関係にあることを前提としている。そこで医療従事者が連携関係を統制するための行動（ガバナンス）が目立ちがちだが，他方で，住民は医療以外の場でもお互いにつながり合っている。これは労働

に基づく関係ではないので「協働」というより「協同」と呼ぶほうが実態に合っている。保健師が地域住民の健康を把握する際に，その住民を取り巻くさまざまな外部環境を「コミュニティ・アズ・パートナー」という枠組みでとらえる手法がある。このモデルでは近隣住民などもパートナーになるが，もちろん近隣住民は医療者による統制の対象にはならないし，何かの業務をシフトしたりシェアする関係でもない。そもそも協働関係と違い協同関係は必ずしもパートナーシップの目的が明確ではないし，逆に目的が明確な関係はその目的の達成または達成不能によって容易に解消してしまう脆弱な関係ともいえる。すなわち住民とのパートナーシップは重要だが，その協同関係は医療者が人工的に構築する性質のものではない。

　このような協同社会においては，医療機関においても「くらしの場のたまりづくり」のような間接的な支援が重要となってくる[18]。これはPOSや「患者参加型医療」よりも成熟した形態であり，まだ萌芽的存在ではあるのだが，少子高齢社会におけるひとつのあり方として注目すべきであろう。

学習課題

1. チーム医療の意義を，患者視点や働き方改革など複数の視点で考えてみてください。
2. 多職種によるコミュニケーションを円滑にするための工夫について，あなたの意見を述べてください。

引用文献

1) 総務省：日本標準職業分類（平成 21 年 12 月統計基準設定）．https://www.

soumu.go.jp/toukei_toukatsu/index/seido/shokgyou/kou_h21.htm（2023 年 5
月 1 日アクセス）

2）小野寺美希子：プロフェッショナリズム研究の現状と今後の課題，商学討究，
69（4）：87-110，2019

3）波頭　亮：プロフェッショナル原論，ちくま新書，2006

4）P.F.ドラッカー：プロフェッショナルの条件——いかに成果をあげ，成長する
か，ダイヤモンド社，2000

5）厚生労働省：令和 2（2020）年医師・歯科医師・薬剤師統計の概況，2022.
https://www.mhlw.go.jp/toukei/saikin/hw/ishi/20/dl/R02_1gaikyo.pdf（2023
年 5 月 1 日アクセス）

6）細田満和子：「チーム医療」とは何か〜医療とケアに活かす社会学からのアプ
ローチ〜，日本看護協会出版会，2012

7）真野俊樹：医療情報提供の経済学的考察，経営・情報研究，8：23-30，2004

8）岡　公美，他：患者参加型転倒・転落予防策導入の取り組みと課題，日本医療
マネジメント学会雑誌，19（4）：198-201，2019

9）西　恵，永井恵里：ケア会議に参加した患者の退院までの思いに関する研究，
日本精神科看護学術集会誌，59（2）：112-116，2016

10）飯田修平，他：「患者安全」と「患者参加」を考える，日本医療マネジメント
学会雑誌，23（suppl）：236，2022

11）古川俊治：患者さん参加型医療のすすめ―医療事故はみんなで防ぐ，かんき出
版，2005

12）平山妙子：看護計画を患者と共有する「患者参加型看護計画推進ガイドライ
ン」策定に向けて，看護，56（7）：30-34，2004

13）瀬戸僚馬：病床機能分化・連携を推進する取り組み事例の分析，厚生労働省医
療計画策定研修会資料 5，平成 30 年 2 月 9 日．https://www.mhlw.go.jp/
file/06-Seisakujouhou-10800000-Iseikyoku/0000194399.pdf（2023 年 5 月 1 日
アクセス）

14）厚生労働省：新たな医療の在り方を踏まえた医師・看護師等の働き方ビジョン
検討会　報告書．2017．https://www.mhlw.go.jp/stf/shingi2/0000160954.html
（2023 年 7 月 6 日アクセス）

15）小野孝二，他：厚生労働科学研究費補助金「新しいチーム医療等における医

療・介護従事者の適切な役割分担についての研究」分担研究報告書，2022
16）L. ロドリゲス・カンポス，他：協働評価ステップ・バイ・ステップ，多賀出版，2022
17）石井遼介：心理的安全性のつくりかた，日本能率協会マネジメントセンター，2020
18）浅尾郁夫：協同の基礎理論「おせっかい」のすすめ，幻冬舎，2022

索引

●配列は五十音順，＊は人名を示す.

278

分担執筆者紹介

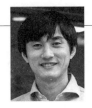

堀田　亮 (ほりた・りょう)

・執筆章→ 2・3

1986 年	北海道に生まれる
2009 年	筑波大学第二学群人間学類卒業
2011 年	筑波大学大学院人間総合科学研究科心理専攻博士前期課程修了, 修士（心理学）
2014 年	筑波大学大学院人間総合科学研究科ヒューマン・ケア科学専攻 3 年制博士課程修了, 博士（心理学）
現在	岐阜大学保健管理センター・医学部附属病院・医学教育開発研究センター 准教授, 臨床心理士, 公認心理師, 大学カウンセラー, 自律訓練法認定士
専攻	臨床心理学
主な著書	『大学生の健康ナビ』（共著　岐阜新聞社, 2015） 『重大なネガティブ体験の意味づけに関する心理学的研究』（単著　風間書房, 2016） 『学生相談カウンセラーと考えるキャンパスの危機管理——効果的な学内研修のために』（共著　遠見書房, 2022） 『実践！ 健康心理学』（共著　北大路書房, 2022） 『学生相談カウンセラーと考えるキャンパスの心理支援——効果的な学内研修のために 2』（共著　遠見書房, 2023）

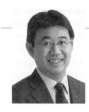

瀬戸　僚馬（せと・りょうま）

1978 年	神奈川に生まれる
2001 年	国際医療福祉大学保健学部看護学科卒業、津久井赤十字病院（現：相模原赤十字病院）看護師
2003 年	杏林大学医学部付属病院看護師, 医療情報技師資格取得
2006 年	国際医療福祉大学大学院医療福祉学研究科修士課程医療福祉経営専攻医療福祉情報システム学分野修了
2009 年	東京医療保健大学医療保健学部医療情報学科助教
2010 年	国際医療福祉大学大学院医療福祉学研究科保健医療学専攻博士課程医療福祉情報システム学領域修了
2011 年	東京医療保健大学医療保健学部医療情報学科講師
2016 年	東京医療保健大学医療保健学部医療情報学科准教授
現在	東京医療保健大学医療保健学部医療情報学科教授
専攻	医療情報学, 医療マネジメント
主な著書	『電子カルテの看護記録導入・運用＋改善ガイド―導入したから分かる！　成功の秘訣失敗の理由』（編者　日総研出版, 2017） 『医療経営士テキスト・中級・一般講座 4　医療 ICT システム　第 2 版』（編者　日本医療企画, 2020） 『医師事務作業補助実践入門 BOOK　2022-23 年版 基礎知識＆実践ノウハウ入門テキスト』（編者　医学通信社, 2022）

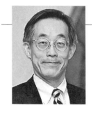

山内　豊明（やまうち・とよあき）

1985 年	新潟大学医学部医学科卒業, 医師免許取得
1991 年	同大学博士課程修了, 医学博士 内科医・神経内科医として通算 8 年間の臨床経験ののち, カリフォルニア大学医学部勤務
1996 年	ペース大学看護学部卒業, 米国・登録看護師免許取得
1997 年	同大学院看護学修士課程修了, 米国・診療看護師（ナース・プラクティショナー）免許取得
1998 年	ケース・ウェスタン・リザーブ大学看護学部大学院博士課程修了, 看護博士
1999 年	看護師, 保健師免許取得
2002 年	名古屋大学医学部基礎看護学講座教授
現在	放送大学教養学部生活と福祉コース教授, 名古屋大学名誉教授
専攻	看護アセスメント学
主な著書	『フィジカルアセスメントガイドブック 第 2 版』（単著　医学書院, 2011） 『呼吸音聴診ガイドブック』（単著　医学書院, 2018） 『看護必要度 第 8 版』（共著　日本看護協会出版会, 2020） 『訪問看護アセスメント・ハンドブック』（共著　中央法規, 2020） 『緊急度を見抜く！ バイタルサインからの臨床推論』（単著　医学書院, 2023）

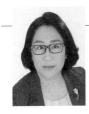

佐居　由美 （さきょ・ゆみ） ・執筆章→ 8・9・12

1968 年	三重県に生まれ，和歌山県で育つ
1991 年	聖路加看護大学看護学部卒業
1991 年	聖路加国際病院外科系病棟・集中治療室勤務
1997 年	聖路加看護大学（現聖路加国際大学）基礎看護学教員
2002 年	聖路加看護大学大学院看護学研究科前期課程修了
現在	聖路加国際大学大学院看護学研究科教授
専攻	看護技術，基礎看護学
主な著書	『今日の看護指針 臨床実践能力の向上をめざして 事例解説付き』（共著　看護の科学社，2007） 『看護学辞典』（共著　日本看護学会出版，2011） 『ケアの根拠［第 2 版］看護の疑問に答える 180 のエビデンス』（共著　日本看護協会出版会，2012） 『今はこうする　ケアの根拠』（共著　照林社，2022）

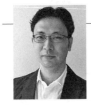

山田　正己 （やまだ・まさみ） ・執筆章→ 10・11

1978 年	愛知県に生まれる
2001 年	金沢大学医学部保健学科看護学専攻卒業
2001 年	名古屋大学医学部附属病院勤務
2007 年	大阪大学大学院医学系研究科保健学専攻博士前期課程修了，修士（看護学）
2007 年	ナーシングホーム気の里勤務
2015 年	気の里看護小規模多機能型居宅介護「つむぎのて」施設長
2019 年	社会福祉法人　愛知たいようの杜地域包括支援センター保健師
現在	帝京科学大学医療科学部看護学科講師
専攻	老年看護学
主な著書	『介護ケア・ガイド』（共著　文光堂，2012） 『改訂新版 老年看護学』（共著　放送大学教育振興会，2019） 『老年看護学技術（改訂第 4 版）』（共著　南江堂，2023）

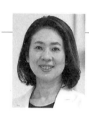

四谷　淳子（よつや・じゅんこ）　────────── ・執筆章→ 13

1968 年	福井県に生まれる
1992 年	福井市医師会看護専門学校卒業
2007 年	福井県立大学大学院看護福祉学研究科看護学専攻修了，看護学修士
2011 年	金沢大学大学院医学系研究科保健学専攻博士後期課程修了，博士（保健学）
1992 年	福井社会保険病院
1996 年	福井県立病院
2000 年	公立丹南病院
2008 年	金沢大学医薬保健研究域保健学系看護科学領域助教
2011 年	大阪医科大学看護学部講師
2013 年	大阪医科大学看護学部准教授
2016 年	福井大学医学部看護学科教授
専攻	基礎看護学，老年看護学
主な著書	『治りにくい創傷の治療とケア』（共著　照林社，2011） 『看護に役立つ！エコーの読み方活かし方看護手技のここが変わった』（共著　照林社，2013） 『今はこうする！看護ケア』（共著　照林社，2014） 『進化を続ける！褥瘡・創傷 治療・ケア アップデート』（共著　照林社，2016） 『看護学テキスト NiCE 老年看護学技術　最後までその人らしく生きることを支援する　改定第 4 版』（共著　南江堂，2023）

編著者紹介

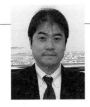

戸ヶ里泰典 （とがり・たいすけ）　・執筆章→ 1・14

1975 年	神奈川県に生まれる
2001 年	金沢大学医学部保健学科看護学専攻卒業
2008 年	東京大学大学院医学系研究科健康科学・看護学専攻博士後期課程修了
	東京大学医学部附属病院看護部，山口大学医学部講師，放送大学准教授を経て現在放送大学教授博士（保健学），看護師，保健師
専攻	健康社会学，基礎看護学
主な著書	『思春期のストレス対処力 SOC』（共編著　有信堂，2011）
	『健康生成力 SOC と人生・社会』（編著　有信堂，2017）
	『新・生き方としての健康科学』（共著　有信堂，2017）
	『健康への力の探求』（共編著　放送大学教育振興会，2019）
	『健康行動理論による研究と実践』（共著　医学書院，2019）
	『ストレス対処力 SOC』（共編著　有信堂，2019）
	『系統看護学講座　看護情報学　第 3 版』（共著　医学書院，2021）
	『看護学概説』（共著　放送大学教育振興会，2022）
	『標準保健師講座　公衆衛生看護技術　第 5 版』（共著　医学書院，2023）
	『（新訂）健康と社会』（共編著　放送大学教育振興会，2023）
	"Asian Perspectives and Evidence on Health Promotion and Education"（共著　Springer，2011）
	"The Handbook of Salutogenesis"（共著　Springer，2017）

放送大学教材　1519476-1-2411（テレビ）

基礎看護学

発　行　　2024 年 3 月 20 日　第 1 刷

編著者　　戸ヶ里泰典

発行所　　一般財団法人　放送大学教育振興会
　　　　　〒 105-0001　東京都港区虎ノ門 1-14-1　郵政福祉琴平ビル
　　　　　電話　03（3502）2750

Printed in Japan　ISBN978-4-595-32463-5　C1347